ETUDE CLINIQUE ET EXPÉRIMENTALE

SUR LES DIFFÉRENCES QUE PEUT PRÉSENTER

LA SYMPTOMATOLOGIE DE LA MÉNINGO-ENCÉPHALITE

DE LA

CONVEXITÉ DU CERVEAU

SUIVANT LE SIÉGE DES LÉSIONS

PAR

B. VIEL,

Docteur en médecine de la Faculté de Paris.

PARIS

V.-A. DELAHAYE ET C°, LIBRAIRES-ÉDITEURS

Place de l'Ecole-de-Médecine.

1878

ÉTUDE CLINIQUE ET EXPÉRIMENTALE

SUR LES DIFFÉRENCES QUE PEUT PRÉSENTER

LA SYMPTOMATOLOGIE DE LA MÉNINGO-ENCÉPHALITE

DE LA

CONVEXITÉ DU CERVEAU

SUIVANT LE SIÉGE DES LÉSIONS

ETUDE CLINIQUE ET EXPÉRIMENTALE

SUR LES DIFFÉRENCES QUE PEUT PRÉSENTER

LA SYMPTOMATOLOGIE DE LA MÉNINGO-ENCÉPHALITE

DE LA

CONVEXITÉ DU CERVEAU

SUIVANT LE SIÉGE DES LÉSIONS

PAR

B. VIEL,

Docteur en médecine de la Faculté de Paris.

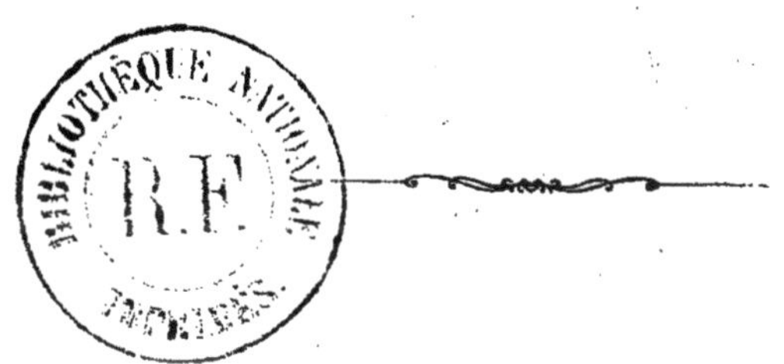

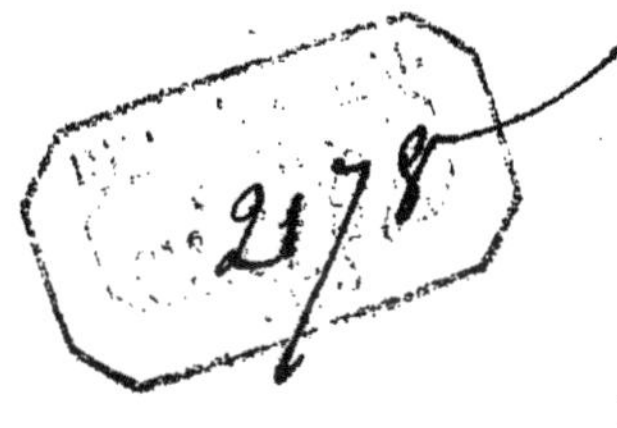

PARIS

V.-A. DELAHAYE ET Cᵉ, LIBRAIRES-ÉDITEURS

Place de l'Ecole-de-Médecine.

1878

A LA MÉMOIRE

DE MON PÈRE ET DE MA MÈRE

A MON ONCLE LE DOCTEUR VIEL

A MES PARENTS

A MES AMIS

Viel.

A M. LE PROFESSEUR VULPIAN

Doyen de la Faculté de médecine,
Membre de l'Institut,
Médecin des hôpitaux, etc.

A MES MAITRES

ÉTUDE CLINIQUE ET EXPÉRIMENTALE

SUR LES DIFFÉRENCES QUE PEUT PRÉSENTER

LA SYMPTOMATOLOGIE DE LA MÉNINGO-ENCÉPHALITE

DE LA

CONVEXITÉ DU CERVEAU

SUIVANT LE SIÉGE DES LÉSIONS

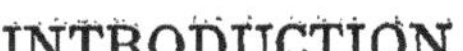

INTRODUCTION.

Parmi les affections dans lesquelles l'autopsie vient démontrer l'altération des méninges et de la surface corticale de la convexité des hémisphères cérébraux, la paralysie générale progressive est celle qui se traduit par les symptômes les plus nombreux et les plus variés. On a déjà pensé que la variation des symptômes pouvait tenir au siége des lésions, et qu'il était possible de faire servir cette maladie à l'étude si intéressante des localisations dans la substance corticale du cerveau. M. Foville est l'un de ceux qui, dans ces derniers temps, ont appelé l'atteution sur ce sujet intéressant (1).

(1) Foville, Annales méd. psych. T. XVI, janvier 1877.

Dans la première partie de ce travail, que nous soumettons à l'approbation de nos maîtres, après avoir rappelé sommairement les symptômes et les lésions anatomiques de la paralysie générale, nous examinons quels sont les troubles que l'on peut rapporter d'une façon certaine aux altérations de l'écorce grise du cerveau, et dans quelle mesure cette affection peut servir à l'étude des localisations cérébrales dans cette écorce.

Dans le but de contrôler les enseignements de la clinique et les données expérimentales récentes sur la région corticale du cerveau, nous avons, sur les indications et les conseils de notre savant et vénéré maître, M. le professeur Vulpian, essayé de déterminer expérimentalement sur des chiens la méningo-encéphalite corticale, afin d'étudier les phénomènes auxquels elle pourrait donner lieu. Ces expériences, faites dans le laboratoire de pathologie expérimentale et comparée de la Faculté de Médecine, en collaboration avec M. Bochefontaine, préparateur du cours de M. Vulpian, font le sujet de la seconde partie de ce travail. C'est avec elles qu'a été rédigée notre note commune communiquée à l'Académie des sciences par M. Vulpian, dans la séance du 24 décembre 1877.

Qu'il me soit permis de témoigner à M. le professeur Vulpian ma profonde gratitude pour l'intérêt qu'il a bien voulu porter à nos recherches.

Je dois les remerciements les plus sincères à mon collaborateur, M. le Dr Bochefontaine, et c'est pour moi un grand plaisir de les lui adresser ici publiquement.

Je prie également M. de Magnan de recevoir l'expression de ma reconnaissance pour les enseignements si utiles que j'ai puisés dans ses leçons publiques et ses entretiens sur les maladies mentales.

I.

Étude Clinique.

La paralysie générale progressive, mieux désignée sous le nom de *méningo encéphalite chronique diffuse*, *de périencéphalite diffuse*, ou bien encore *encéphalite interstitielle diffuse*, se distingue des autres formes d'aliénation mentale et des autres affections cérébrales, par trois ordres de caractères principaux. Dans cette maladie, en effet, on trouve à peu près constamment :

1° Des désordres intellectuels variés, mais qui tous, ainsi que l'a si bien indiqué Falret, portent avec eux un cachet de démence tout spécial à cette affection ;

2° Des troubles divers de la sensibilité et du mouvement, aboutissant le plus généralement à la paralysie ;

3° Enfin des lésions constantes et bien étudiées aujourd'hui du système nerveux.

Pour l'intelligence des quelques considérations de physiologie pathologique dans lesquelles nous désirons entrer, nous croyons utile de donner immédiatement le résumé succint de ces symptômes et de ces lésions anatomiques. Nous commençons par ces dernières.

I. — Anatomie pathologique.

Les lésions sont de deux sortes pour ainsi dire : celles qui sont visibles à l'œil nu et superficielles ; celles que les études microscopiques modernes ont fait découvrir et qui sont profondes. Les premières, très-fréquentes et reconnues par les premiers auteurs qui ont écrit sur l'anatomie pathologique de la paralysie générale, peuvent manquer et sont reléguées aujourd'hui au second plan. Les secondes, au contraire constantes, sont considérées comme de premier ordre et comme formant le vrai caractère anatomo-pathologique de la maladie.

A. *Lésions macroscopiques.* — Nous rappelons brièvement que l'altération des méninges varie depuis la simple injection vasculaire, l'infiltration de sérosité ou de dépôts plastiques jusqu'à l'épaississement et l'opacité complète. Tantôt il existe une adhérence de ces membranes à la substance corticale, de sorte que « la membrane happe » à cette substance, suivant l'expression de Calmeil ; tantôt la soudure est plus complète et il arrive ou que la méninge se déchire en petits lambeaux si sa résistance est faible, ou bien qu'elle entraîne avec elle, lorsqu'on l'arrache, une partie plus considérable de la substance corticale et détermine des ulcérations d'une étendue variable à la surface du cerveau.

Les altérations de la substance nerveuse sont également multiples, et suivant les auteurs une importance prédominante a été attachée soit à l'une soit à l'autre de ces altérations. Pour Parchappe, la lésion capitale de la folie paralytique consiste dans le ramollissement de la couche corticale. Calmeil, Marcé attribuent la plus grande valeur aux adhérences et aux ulcérations de la substance corticale. D'après Baillarger, le principal caractère anatomique serait l'induration de la substance blanche qui se manifeste par des espèces de crêtes à la suite du grattage de la couche corticale.

Un point que tous ces auteurs ont fait remarquer, c'est que ces différentes lésions ne sont pas uniformément répandues sur toute la surface des hémisphères cérébraux, mais que souvent ils présentent un maximum d'intensité sur certaines régions.

A côté de ces lésions, nous signalons encore la pachyméningite avec ses pseudo-membranes, ses hémorrhagies méningées et quelquefois ses dépôts purulents, et enfin les granulations arachnoïdiennes et épendymaires étudiées par Joire en 1861, et récemment par MM. Magnan et Mierzejewsky. Ces lésions épendymaires sont surtout fréquentes sur le plancher du quatrième ventricule au niveau du bec du calamus scriptoruis.

Des altérations analogues des méninges et de la substance nerveuse s'observent dans le cervelet et la moelle.

B. *Lésions microscopiques.* — C'est grâce aux recherches histologiques modernes que l'anatomie pathologique de la paralysie générale est aujourd'hui à peu près complète. Nous regrettons de ne pouvoir analyser les importants travaux faits à ce sujet, surtout ceux du savant médecin de l'asile Ste-Anne (1), et nous renvoyons le lecteur à l'excellent article du professeur Jaccoud (2), persuadé qu'il trouvera là, mieux que nous ne pourrions les présenter, des détails précis sur la question et des indications bibliographiques complètes.

De l'ensemble de ces recherches, il résulte que non seulement la couche corticale du cerveau présente des lésions spéciales, consistant en prolifération nucléaire du tissu interstitiel et des parois des vaisseaux capillaires, d'où suit secondairement l'atrophie et la désintégration des éléments nerveux eux-mêmes, mais que ces lésions envahissent souvent les parois ventriculaires pour rayonner de ces deux vastes foyers, l'un périphérique et l'autre central, dans la totalité de l'organe. De plus, outre les altérations de même nature observées dans le mésocéphale, les travaux de M. Wesphal et de M. Magnan ont démontré que ce processus morbide se manifeste quelquefois dans la moelle épinière et les nerfs périphériques, sans qu'on puisse établir d'autre rapport entre l'altération de ces derniers et celle

(1) Magnan. Recherches sur les centres nerveux 1876.
(2) Traité de pathologie interne, Appendice, 1877.

du cerveau « qu'une disposition générale de tout le système nerveux à un mode particulier d'irritation présidant aux déterminations locales multiples qui se produisent» (1). En effet, « on ne peut démontrer, sur le terrain anatomique, ni une propagation de l'altération cérébrale à la moelle, ni une extension inverse de la moelle au cerveau ; on doit simplement admettre que le processus atteint ou peut atteindre le système cérébro-spinal dans son ensemble, frappant le cerveau et la moelle, tantôt simultanément, tantôt séparément, dans une succession quelconque (2).

II. — Symptomes.

Avant de faire l'énumération de ces symptômes, nous ne pouvons donner une meilleure idée de la nature du processus morbide et de sa marche spéciale qu'en citant encore le professeur Jaccoud : « Le fait initial est une hyperémie qui offre ce trait distinctif d'être passagère, de se répéter, à intervalles variables, sous forme de poussées plus ou moins accusées ; à ce moment, les éléments nerveux de la région affectée ne sont point encore anéantis, ils sont simplement irrités par le travail morbide de voisinage. Aussi les symptômes dominants ont-ils alors le caractère de l'excitation, même de l'acuité.

Ce sont des phénomènes d'hypéridéation, d'hypéresthésie sensorielle, des douleurs, de l'agitation, après quoi survient une phase relativement torpide, qui révèle la cessation momentanée des actes congestifs de l'hyperplasie. Ces exacerbations se répètent plus ou moins fréquemment et impriment à la maladie des allures vraiment paroxistiques. Parfois même les poussées épisodiques présentent une intensité exceptionnelle ; de là des attaques apoplecti-

(1) **Magnan.** *Loco citato*, **p. 70.**
(2) **Jaccoud.** *Loco citato.*

formes, les accès de manie aiguë et la fièvre temporaire, qui viennent troubler l'évolution lentement progressive du mal, et en précipiter la terminaison funeste. Plus tôt, ou plus tard enfin les poussées fluxionnaires cessent, l'hyperplasie interstitielle amène l'atrophie des éléments nerveux, et des *abolitions* fonctionnelles, rigoureusement proportionnelles à cette lésion ultime, remplacent les désordres des périodes précédentes. — Comme cette atrophie intéresse d'ordinaire, dans leur totalité, les organes des *opérations animales et intellectuelles*, la simple notion du processus anatomique fait encore aisément comprendre la déchéance générale et absolue du malade, qui n'a plus que les attributs du *mode végétatif* » (1).

Les désordres intellectuels sont souvent les premiers que l'on observe, ce qui n'a rien d'étonnant puisque, la plupart du temps, l'écorce cérébrale, l'organe même de l'idéation est la première atteinte. — Faibles au début ces troubles passent souvent inaperçus, et consistent simplement en une modification insensible dans les allures habituelles, dans les aptitudes, dans le caractère du malade. Mais bientôt ils s'accentuent et arrivent rapidement à un état chronique, caractérisé par un cachet spécial de déchéance portant, non-seulement sur les facultés intellectuelles proprement dites : jugement, attention, mémoire, etc., mais aussi sur les facultés morales et affectives et particulièrement sur la volonté. Cette marche chronique peut être interrompue par des alternatives d'excitation et de dépression, d'accès de manie ou de mélancolie. On peut observer chez ces malades, soit le délire *ambitieux* ou de *satisfaction*, soit le délire hypochondriaque ou de persécution, et ce dernier peut faire naître dans l'esprit du malade des idées d'homicide ou de suicide. Mais ce qu'il y a d'es-

(1) Jaccoud. *Loc. cit.* p. 70.

sentiel, c'est que tous ces troubles empruntent leur caractère spécial à un fond de demence que Falret (1) a fait ressortir très-bien en disant que les idées des paralytiques sont *multiples*, *mobiles*, non *motivées*, *contradictoires* entre elles. Il en est de même de leurs actes qui souvent *n'aboutissent* pas. Il est curieux de voir tel paralytique, par exemple, vouloir se noyer et aller demander au marinier l'endroit le plus profond de la rivière, tel autre ayant dessein de tuer un ennemi, demander au gardien de la paix la demeure de cet ennemi, etc.

Le symptôme fondamental, c'est l'affaiblissement général des facultés dont la démence est le dernier terme; les autres ne sont qu'accessoires.

Les troubles de la motilité peuvent être également divisés avec M. Magnan (2) en *essentiels* à peu près constants, et en *accessoires* ne survenant qu'accidentellement.

Parmi les premiers sont rangés l'embarras de la parole; les mouvements fibrillaires des lèvres, de la langue et des joues; le tremblement des mains qui deviennent bientôt inhabiles et inaptes à tout travail manuel exigeant de la précision (horlogerie, écriture, couture, etc.); l'incertitude dans la marche, l'espèce d'incoordination, d'embarras ataxique indiqué pour la première fois par Bouillaud. Cette incoordination n'est pas au début, du moins, de nature paralytique. En effet les lésions de la periencéphalite ne sont pas encore assez avancées, et ainsi que le dit très-bien Skae, cité par Jaccoud, « il ne peut y avoir d'arrêt dans le courant nerveux qui relie l'organe de la volition aux parties affectées; mais la volonté est irrégulièrement transportée et distribuée, et l'individu ne peut plus contrôler ses mouvements, ni les diriger parfaitement et opportunément. »

(1) Falret. Recherches sur la folie paralytique, thèse, 1853, p. 60.

(2) Valleix. Guide du médecin praticien revu par Lorain, 5e édition, 1866, t. I, p. 828.

Mais lorsque les altérations ont progressé, surtout s'il y a extension des lésions à la moelle, l'ataxie du début est alors remplacée par la faiblesse véritable, par les accidents paralytiques divers dont la localisation varie suivant le siége des lésions. Ce n'est qu'à une période ultime, que la maladie justifie sa dénomination de paralysie générale. Alors s'observent encore, les contractures, d'où les positions vicieuses des parties affectées ; puis les muscles de la vie organique se prennent et l'on voit survenir l'incontinence des selles et des urines, ou la constipation, la rétention d'urine. Cette parésie peut s'étendre à la partie supérieure du tube digestif, et l'arrêt du bol alimentaire dans l'œsophage peut comprimer la trachée et amener des accès de suffocation quelquefois mortels. La gloutonnerie habituelle des malades prédispose du reste à ce genre d'accident.

Les autres troubles de la motilité, dits accessoires consistent: en modifications pupillaires (à peu près constantes), en affaissement des commissures labiales et des traits de la face, etc... mais surtout en mâchonnements, grincements de dents, en contractures passagères ; en convulsions partielles unilatérales ou bilatérales, et grands accès épileptiformes; en attaques apoplectiques suivies d'hémiplégie, ou de paralysies limitées à certaines parties du corps. Ces attaques ont été divisées par M. Magnan en cérébrales et en spinales. Les premières s'accompagnent souvent de troubles intellectuels : excitation maniaque ou coma; les secondes au contraire sont exemptes de tout phénomène intellectuel. Les poussées congestives ou inflammatoires qui donnent lieu à ces différents symptômes s'accompagnent d'une élévation de la température; souvent aussi on observe dans ces attaques la rotation conjuguée de la tête et des yeux, du côté opposé à celui où la paralysie et les phénomènes convulsifs sont le plus marqués.

La sensibilité et les sens manquent rarement d'être atteints dans la périencéphalite diffuse. C'est tantôt une diminution généralisée de la sensibilité, tantôt une obtusion prédominante dans un côté du corps. Cet affaiblissement est progressif chez certains malades et permananent; chez d'autres la perte unilatérale ou bilatérale de la sensibilité arrive subitement, mais elle n'est souvent que passagère. L'hyperesthésie est rare.

La vue, l'ouïe, l'odorat, le goût présentent aussi des altérations sur lesquelles nous aurons occasion de revenir et qui, comme siége et durée présentent les mêmes variétés que les troubles de la sensibilité générale. Ainsi tantôt c'est une cécité complète et durable que l'on observe, tantôt une amblyopie passagère.

Nous ne pouvons nous arrêter aux divers troubles fonctionnels du côté de la circulation, de la respiration, ou de la digestion, etc. — La marche et les diverses formes de l'affection, ne peuvent guère être indiquées ici, et nous dirons seulement que la mort, terminaison à peu près constante de la maladie arrive de différentes manières. Voici les principales :

Le plus souvent elle succède au marasme, à l'amaigrissement extrême qui résulte des progrès mêmes de la maladie.

D'autres fois le malade meurt d'une poussée inflammatoire trop violente du côté de l'encéphale et s'éteint soit dans les convulsions, soit dans le coma.

Une maladie intercurrente enlève le paralytique en général d'autant mieux, que la résistance vitale est moindre chez lui.

La mort peut être due encore à la pachyméningite hémorrhagique, à l'asphyxie produit par l'introduction du bol alimentaire dans les voies respiratoires, etc...

III. Dans quelle mesure la paralysie générale peut-elle servir a l'étude des localisations dans la couche corticale des hemisphères cérébraux.

Il est facile de voir, par le court exposé qui précède, que si les troubles observés dans la paralysie générale sont variés et nombreux, les lésions anatomiques constatées à l'autopsie ne le sont pas moins ; et il vient immédiatement à l'esprit de chercher dans la différence de siége de ces lésions, la cause, la raison d'être de la diversité des symptômes. En un mot, il est, possible comme l'a pensé M. Foville, que la lésion de telle région de l'encéphale commande à tel ordre déterminé de symptômes.

Dans cet ordre d'idées, on sait quel parti, au point de vue des localisations cérébrales, M. Jackson et M. Charcot, et nombre d'auteurs à leur suite, ont su tirer de l'étude anatomo-pathologique des différentes affections du cerveau : hémorrhagies, ramollissements, tumeurs diverses, etc. M. Landouzy, chef de clinique de la Faculté, a montré, dans son excellente thèse, quelles ressources, toujours au même point de vue, on pouvait puiser dans la méningite tuberculeuse des enfants.

Or, la paralysie générale, affection si commune dans nos asiles d'aliénés, ne pourrait-elle pas, elle aussi, fournir son appoint à la question si intéressante des localisations cérébrales ? Par l'étude attentive de certains cas choisis, ne pourrait-on pas arriver à montrer qu'il existe un rapport certain avec telle lésion constatée à l'autopsie, et tels troubles observés pendant la vie ?

Assurément les difficultés sont ici beaucoup plus grandes dans l'interprétation des faits que lorsqu'il s'agit d'une lésion unique, nettement limitée, à laquelle forcément on est obligée de rapporter les symptômes observés. En effet, la paralysie générale est une affection dans laquelle, ainsi que nous l'avons vu, les altérations sont très-étendues et très-diffuses ; et, dans la plupart des cas, il serait impossible de déterminer si les troubles constatés pendant la vie appartiennent à telle lésion constatée à l'autopsie plutôt qu'à telle autre.

M. Magnan a eu l'extrême obligeance de mettre sous nos yeux un grand nombre d'observations de paralysie générale, et, dans ces cas qui sont journaliers, nous avouons qu'il eût été absolument impossible d'en tirer la moindre conclusion au point de vue des localisations cérébrales, tant les lésions y étaient nombreuses et variées, et toutes parfaitement justiciables des symptômes observés. Nous ne pouvons reproduire ici ces faits, vu les limites de ce travail.

Mais, à côté de faits compliqués il en existe heureusement de plus simples ; puis, si diffuses que soient les altérations, elles sont quelquefois irrégulièrement diffuses, ou plutôt on constate de temps à autre des lésions qui ne sont point évidemment les seules observées, mais qui tranchent sur les autres, soit par leur état plus récent soit par leur plus grande intensité. Il est permis de rapporter à ces lésions diversement localisées certains troubles prédominants observés pendant la vie.

En effet, dans l'histoire clinique des différents malades atteints de paralysie générale, si les symptômes dits essentiels, tels que l'affaiblissement général progressif de l'intelligence et des forces, de la sensibilité et des sens, etc., sont assez en rapport avec des lésions diffuses, il est d'autres symptômes, dits accessoires, qui sont très-nombreux, qui viennent, comme autant d'épisodes, s'ajouter à la marche naturelle de l'affection ; or, ces derniers ne trouvent plus leur explication dans des altérations uniformément généralisées, mais ils la trouvent très-bien dans les lésions maxima, pour ainsi parler, souvent constatées à l'autopsie. Ce sont, pour n'en citer que quelques-uns, les attaques apoplectiformes suivies d'hémiplégie, d'hémianesthésie passagères ou permanentes, les paralysies localisées dans un membre et la face, par exemple ; les convulsions épileptiformes plus ou moins limitées à une partie du corps, les abolitions subites de la sensibilité et d'un sens. En un mot, dans l'encéphalite interstitielle diffuse, il existe des symptômes essentiels dus, les uns à la sclérose diffuse de l'encéphale, les autres à la même altération de la moelle et du bulbe, les autres enfin aux altérations des nerfs périphériques. Ces phénomènes divers, qui constituent le fond même de la maladie, ne nous paraissent pas susceptibles d'être rapportés d'une façon certaine aux altérations de l'écorce, et ne peuvent servir au sujet qui nous occupe. Mais il existe également d'autres troubles dits accessoires, quelquefois entraînant la mort du malade, qui répondent à des lésions maxima de certaines régions de l'écorce du cerveau, telles qu'injections, ramollissements, adhérences, hémorrhagies localisées en différents points. Or, ce sont ces derniers troubles et ces lésions de siége variable que nous croyons pouvoir faire servir à l'étude des localisations dans le système cortical des hémisphères.

Nous passons donc en revue les différents troubles intellectuels, moteurs ou sensitifs, observés dans la paralysie générale, et nous montrons d'abord quels sont ceux qui ont des liaisons certaines avec les altérations de l'écorce ; puis, ensuite, nous examinons si telle ou telle région de l'écorce est en rapport plus étroit que les autres, avec tel ordre déterminé de symptômes.

Troubles de l'intelligence. — Nous avons vu brièvement en quoi ils consistent, nous n'y revenons pas. Pour ceux-là, pas de doute possible. Expériences physiologiques, observations pathologiques, tout concourt également à démontrer d'une façon indubitable que c'est bien par la mise en activité de la substance grise corticale du cerveau que prennent naissance les divers phénomènes intellectuels et les manifestations volontaires et affectives; que c'est bien à l'altération de cette même substance que sont dus les désordres de ses fonctions. Il n'est pas moins évident que la nature de cette altération, son degré et la période à laquelle elle sera arrivée commanderont au genre de désordres observés : exaltation ou affaissement.

Mais il est une autre question qui a été soulevée déjà depuis longtemps, c'est de savoir si la méningo-encéphalite donne lieu à des symptômes intellectuels différents suivant que les lésions sont prédominantes dans telle ou telle région. Le genre de délire, variable pour chaque individu, de plus, variable chez le même malade, suivant les périodes de la maladie, est-il dû à l'altération prédominante de telle ou telle région de l'écorce? Il n'existe pas, nous le croyons du moins, d'observation assez explicite sur laquelle on puisse baser une telle opinion. Tout au plus a-t-on remarqué la concordance des troubles intellectuels plutôt avec les lésions des lobes antérieurs qu'avec celles des lobes postérieurs du cerveau. C'est, du reste, dans ces lobes antérieurs (troisième circonvolution frontale) que l'on a placé la faculté du langage.

Troubles de la motilité et de la sensibilité. — Nous serions très-riches en faits qui pourraient bien établir que les lésions trouvées à l'autopsie des paralytiques généraux sont souvent si multiples et si généralisées à tout le système nerveux (nerfs périphériques, aussi bien que système central cérébro-spinal), qu'il est impossible de faire la part de ce qui revient à chacune de ces lésions dans la distribution des symptômes dits essentiels. Nous avons cru inutile de les reproduire ici.

Mais les observations suivantes démontrent bien, que certains symptômes, et ce sont ceux que nous avons étudiés sous le nom d'accessoires, ont des rapports certains avec l'écorce cérébrale et peuvent servir à l'étude des fonctions decette écorce. Nous avons parcouru la plupart des auteurs qui ont écrit sur la paralysie générale, pour y chercher des observations qui établissent bien ces rapports, et nous n'avons pu en découvrir qu'un très-petit nombre ; encore toutes ne sont-elles pas très-précises. Nous donnerons celles qui nous ont paru le plus explicites.

Observation I. — Un cultivateur soigné par M. Parchappe, présenta pendant le cours de la périencéphalite chronique dont il était atteint, des *signes d'hémiplégie* à gauche. Il fut pris ensuite d'*accès épileptiformes* et de *coma* avec *contracture* dans le bras gauche.

Bientôt on remarqua de la gêne dans les mouvements du bras droit, qui fut atteint à son tour de contracture.

Les convulsions épileptiformes persistèrent jusqu'à la mort, et le malade mourut dans le coma.

A l'*autopsie*, l'injection et la rougeur étaient considérables dans le réseau de la pie-mère cérébrale. Dans toute l'étendue du *lobe cérébral droit*, la couche corticale superficielle s'enlèvait en même temps que les membranes, et se montrait ramollie sans changement de couleur.

Le ramollissement était plus considérable, avec injection pointillée dans les régions latérales correspondantes à la rougeur de l'arachnoïde. La moitié externe de la couche corticale était dans cette région tout à fait diffluente.

Altérations analogues, sauf l'intensité et l'étendue qui étaient moindres, dans l'hémisphère *gauche*. (Parchappe, *Traité de la folie* (1841), p. 195.)

Obs. II. — Malade ayant présenté trois jours avant la mort, paralysie du mouvement et du sentiment dans le *bras droit*.

A l'*autopsie*, les altérations ordinaires sont plus prononcées dans le lobe moyen *gauche*. (Parchappe, *Loc. cit.*, p. 253.)

Obs. III. — Sur un malade qui avait présenté des convulsions épileptiformes du côté droit, on trouva une altération plus profonde de la couche corticale du *côté gauche*. La substance blanche avait sa consistance ordinaire. (Parchappe, *Loc. cit.*, p. 255.)

Obs. IV. — Femme 33 ans, ouvrière. Il y a huit mois, hémiplégie du côté gauche. Depuis six mois, incohérence dans les paroles et dans les actions. Tristesse, larmes, reproches à son mari absent. Depuis quatre mois embarras dans la parole, puis impossibilité de parler.

A l'entrée impossibilité absolue de la station. La malade fléchit du côté gauche. Le bras gauche est pendant. On ne peut obtenir d'autre réponse que le mot *non*, qu'elle repète sans avoir l'air de comprendre ce qu'on lui dit. La sensibilité est abolie du côté gauche. Le côté droit est mis sans cesse en mouvement par la malade. Evacuations involontaires, dyspnée.

A l'*autopsie*, léger épaississement des membranes. Ecchymoses sous-arachnoïdiennes *disséminées* à gauche, *réunies à droite* en une large plaque qui occupe toute la partie latérale de l'hémiplégie ; adhérences *disséminées* à gauche, *étendues* à toute la surface ecchymosée du côté droit. Du côté gauche, la surface corticale se détache par plaques peu étendues, du côté droit par larges plaques.

L'extrémité antérieure de l'hémisphère droit est plus altérée que la gauche, et sa surface est diffluente. Ramollissement général de la couche corticale qui a une couleur lilas. Injection de la substance blanche qui est molle et poisseuse. Dilatation des ventricules ; hyperémie du cervelet dont la consistance est normale. (*Traité de la folie* 1841, p. 203.)

Dans les nombreuses observations de Calmeil nous ne trouvons que les deux suivantes qui aient quelque rapport avec le sujet qui nous occupe :

Obs. V. — *Paralysie générale.* — Paralysie musculaire générale incomplète, prédominante à droite. Attaque à forme éclamptique incidente.

A l'*autopsie*, lésions de la périencéphalite chronique diffuse. Kyste séreux de l'arachnoïde à gauche. (*Traité des maladies inflammatoires du cerveau*, I vol., p. 298.)

Obs. VI. — A 38 ans 10 mois, attaque épileptique subite suivie d'une débilitation intellectuelle passagère et d'une sensation de faiblesse dans le côté droit. A 39 ans, 4 mois, nouvelle attaque convulsive, suivie de gêne dans la parole et d'un commencement de démence. A 40 ans, symptômes d'aliénation mentale, gêne de la parole plus prononcée, démarche mal assurée, attaques éclamptiques à des espaces très-rapprochés. Mort à 40 ans 1/2, à la suite d'une longue période convulsive et comateuse.

Autopsie. — Pie-mère cérébrale congestionnée adhérente aux circonvolutions cérébrales, surtout à gauche ; décortication de la substance grise, etc..... Lésions multiples.

La paralysie, ajoute Calmeil, avait prédominé dans le principe de tout le côté droit du corps. Le lobe gauche du cerveau et le corps strié gauche avaient dû être altérés au début de la maladie à un degré plus considérable que le lobe cérébral droit et que le corps strié droit. Les lésions étaient encore prédominantes dans l'hémisphère cérébral gauche au moment de l'autopsie.

OBS. VII. — Brard, 37 ans. Entrée le 14 décembre 1871, mort le 29 juillet 1872. Paralysie générale des plus évidentes.

16 avril 1872. Attaque apoplectique qui dure deux jours, et après laquelle les choses reprennent exactement leur état antérieur.

19 juillet. Seconde attaque brusque vers sept heures du matin.

A huit heures nous trouvons la malade plongée dans un coma absolu. La tête, les yeux et la commissure labiale sont déviés vers le côté gauche. Relâchement complet et insensibilité des quatre membres.

Le 20. Même déviation de la tête et des yeux. Quelques mouvements volontaires aux membres gauches et aux membres inférieurs droits. Le bras droit retombe inerte quand on l'a soulevé. Sensibilité plus développée aux membres du côté gauche.

Le 21. Même déviation à gauche, même parésie droite.

Le 22. La face regarde droit devant elle ; aucune paralysie appréciable du mouvement ni de la sensibilité. Parole toujours très gênée.

Le 23. La malade est prise le matin d'une attaque épileptiforme caractérisée par des convulsions cloniques principalement dans les membres droits, surtout le supérieur. Durée : une heure environ.

Puis la malade retombe dans la situation où elle se trouvait le 19 juillet.

La face, les yeux, la commissure labiale gauche sont encore déviés à gauche.

Parésie du membre supérieur droit.

Le 24. Même état.

Le 25. La malade sort du coma. La déviation conjuguée de la tête et des yeux a cessé ; la commissure gauche est encore un peu tirée à gauche.

Parésie du membre supérieur droit. Commencement d'eschare à la face droite.

Le 26. Agrandissement de l'eschare. Même déviation de la commissure labiale gauche. Parésie du bras droit. Sensibilité à peu près normale partout.

La respiration s'embarrasse le soir. Mort dans la nuit sans convulsions.

Autopsie. — Nombreuses ecchymoses à la face interne du cuir chevelu. Dure-mère saine.

Injection modérée des vaisseaux de l'arachnoïde et de la pie-mère.

La pie-mère est par places, épaissie, louche adhérente à la substance corticale surtout au niveau du lobe frontal et principalement à gauche.

Piqueté de toute la substance blanche de l'encéphale.

Au microscope, dans la substance grise des circonvolutions, quelques cellules atrophiées, déformées, granuleuses ; vaisseaux dilatés à parois recouvertes de noyaux embryonnaires ; nombreux myélocites de nouvelle formation. Ces altérations ont comme leur maximum au lobe frontal gauche.

Vaisseaux de la base non athéromateux.

Pas de lésions appréciables de la moelle. (*Comptes-rendus de la Société de biologie* 1872.)

M. Hanot, rapporte un certain nombre d'observations du même genre avec autopsie dans lesquelles il y avait prédominance des lésions sur l'un des hémisphères, injection ou hémorrhagie sous-arachnoïde localisée, et pendant la vie on avait noté des troubles de la motilité ou de la sensibilité du côté opposé.

Dans toutes ces observations, M. Hanot, a pris avec le plus grand soin la température et il a trouvé qu'elle montait presque immédiatement après l'attaque. Il s'appuie sur cette marche de la température pour considérer les attaques apoplectiformes de la paralysie générale comme étant de nature inflammatoire ; et pour les différencier des accidents analogues dus aux lésions en foyer de l'encéphale (hémorragie, ramollissement) et dans lesquels, suivant la loi établie par M. Charcot, la température s'abaisse immédiatement après l'attaque pour revenir, dans une seconde période, à l'état normal et y rester si la guérison doit arriver, ou présenter au contraire une ascension rapide si la mort doit survenir.

Obs. VIII (due à M. Magnan). — Le 9 juillet 1873 entre à l'asile Saint-Anne, service de M. Magnan, la nommée Boulnois (Marie-Hortense), âgée de 38 ans.

Au moment de son entrée, la malade présente un affaissement considérable des facultés intellectuelles avec stupeur.

Le facies est grippé, l'aspect cyanosé, et elle ne peut ni parler ni comprendre ce qu'on lui dit.

Le pouls est petit, misérable, fréquent au point qu'il est impossible de le compter. La langue est blanchâtre, et il y a des sueurs.

Il n'y a pas eu de diarrhée, mais la miction est involontaire.

Depuis cinq à six ans la malade avait des maux de tête, des migraines intenses ; un de ses amis raconte que pendant qu'elle était actrice on avait remarqué chez elle une grande exaltation. Au moment de la Commune, on vient arrêter son amant pour le fusiller ; depuis ce moment elle perdit la parole, et resta paralysée de tout le côté droit. Cet état dura plusieurs mois.

Peu à peu les facultés s'affaiblirent, la mémoire diminua, le délire ambitieux apparut. Mais la parole ne revint pas, et la malade, articulait très-mal les mots. Elle ne prenait ni liqueurs ni vin pur.

Depuis une quinzaine, elle est tombée dans l'abattement, la prostration. Elle n'a eu ni vomissements, ni évacuations, et aucun symptôme de choléra ne vient expliquer la gravité de l'état actuel.

Trois jours après son entrée à l'hôpital, la malade meurt.

Autopsie. — Les méninges sont légèrement épaissies, adhérentes à la substance cérébrale sur tout l'hémisphère gauche. Sur l'hémisphère droit, les adhérences sont beaucoup moins étendues.

Les ventricules contiennent environ 150 grammes de sérosité. Les parois du quatrième ventricule et des ventricules latéraux, présentent des granulations.

Les coupes, pratiquées en tous sens, ne montrent en aucun point du cerveau une lésion circonscrite. La substance corticale seule a été atteinte, mais dans une très-grande étendue.

Poids de l'hémisphère droit.......	455	grammes.
— — gauche.....	423	—
Cervelet, protubérance, bulbe.....	145	—
Poids de l'encéphale..............	1.023	—

L'hémisphère gauche est surtout atteint, il est moins pesant que le droit, et sa substance corticale est presque partout adhérente aux méninges.

Les observations précédentes ne laissent aucun doute sur la liaison qui existe entre l'altération de l'écorce cérébrale et les troubles accidentels de la motilité observés pendant la vie : attaques apoplectiformes suivies d'hémiplegie, accès épileptiformes, rotation de la tête du côté correspondant à la lésion, etc. Il y a longtemps déjà que ces faits ont été remarqués. « Toutes les fois, dit Bayle, que j'ai observé des phénomènes conconvulsifs bien tranchés dans le cours de la méningite chronique et que les sujets qui les avaient présentés ont succombé, j'ai rencontré à l'ouverture de leur cadavre une encéphalite consécutive plus ou moins étendue des circonvolutions des hémisphères » (*Traité des maladies du cerveau*, p. 560).

Aubanel attribuait l'explosion des attaques épileptiformes à la congestion. (*Ann. médico. psych.* T. VII p. 190.)

Pour Calmeil c'est à l'encéphalite corticale qu'il faut rapporter ces divers phénomènes. « On n'a pas assez remarqué peut-être jusqu'à présent que les exemples de fausses membranes d'hémorrhagies arachnoïdiennes, d'accumulation de liquide purulent dans les cavités de l'arachnoïde, qui ont attiré depuis longtemps l'attention des pathologistes, ont été recueillis en grande partie sur des paralytiques qui avaient été sujets à des attaques de convulsions, ou à des attaques apoplectiques plus ou moins violentes. Or, c'est ordinairement sur des tissus enflammés que de pareils produits ont coutume de se montrer. » (*Traité des maladies inflammatoires du cerveau*, p. 190.)

Nous avons vu que M. Hanot, s'appuyant sur la marche de la température dans ces attaques, les attribue également plutôt à l'inflammation qu'à la congestion. Cette opinion est certainement vraie dans certains cas, et surtout lorsque les troubles persistent jusqu'à la mort ; mais dans les cas où ces troubles ne sont que passagers, ils doivent reconnaître une cause passagère également et qui ne laisse que peu de traces sur son passage, comme le ferait la congestion.

Ces relations étant incontestables, nous voudrions présenter maintenant un certain nombre de faits dans lesquels les lésions constatées sur l'écorce, au lieu d'être vaguement indiquées, seraient au contraire précisées avec soin comme étendue et comme siége. Malheureusement l'attention des cliniciens n'a pas encore été portée suffisamment de ce côté, et nous ne pouvons que rapporter l'observation suivante, très-intéressante d'ailleurs, communiquée à la Société de biologie, par M. Magnan le 3 novembre 1877.

Obs. IX. — Jules L..., marchand boucher, âgé de 40 ans, entre à Saint-Anne le 20 octobre 1877. Il présente depuis six mois de l'affaissement des facultés mentales, son caractère change, il devient irritable, s'excite par moments, et dans les derniers jours, développe une activité désordonnée, fait de nombreux projets et manifeste des idées ambitieuses incohérentes.

La parole est légèrement hésitante, et la pupille droite est plus dilatée ; les forces musculaires conservées sont égales des deux côtés.

Le 28. Dans la soirée, l'agitation augmente, la loquacité est intarissable, les idées ambitieuses, nombreuses et extravagantes se succèdent avec la plus grande activité.

Le malade reste une partie de la nuit debout dans la chambre, allant et venant en tous sens ; il s'étend ensuite sur le lit, et le matin, on le trouve dans un état comateux, la face rouge, la respiration bruyante, le côté gauche paralysé ; le bras, la jambe soulevés, retombent lourdement ; la tête et les yeux sont déviés à gauche, la pupille droite est plus large, les deux paupières sont relevées.

Le bras droit est retiré sous l'influence d'un fort pincement, il se meut facilement, de même que la jambe droite, mais on voit, par moments, dans l'épaule et dans les muscles du bras du même côté des mouvements fibrillaires, tandis que les muscles de la jambe sont au repos. La vessie est pleine et doit être vidée à l'aide de la sonde. Pouls régulier 84. T. 38°.

A midi, se montrent des convulsions épileptiformes dans le côté droit; bras, jambe, face et tête ; pendant les convulsions du côté droit, le gauche reste immobile.

La température rectale s'élève à 39. Le malade ne répond à aucune question, et ne peut être tiré de son état comateux.

A 7 heures du soir, nouvelle attaque convulsive, mais cette fois le côté droit est immobile, et à gauche, le bras, la jambe et la tête sont convulsés ; la face est déviée à gauche. T. 40.

Le coma augmente, la respiration devient stertoreuse, et le malade meurt vers 2 heures du matin.

Autopsie. — La calotte crânienne est dure, résistante, le diploé es rougeâtre ; la dure-mère est tendue; l'arachnoïde et la pie-mère sont œdémateuses, légèrement rosées sur les lobes frontaux, et offrent encore quelques adhérences sur les lobes temporaux et occipitaux.

Sur l'hémisphère gauche, congestion active avec hémorrhagies capillaires par places, occupant la partie moyenne (3/5 environ) de la circonvolution frontale ascendante, les trois quarts postérieurs de la deuxième circonvolution frontale et la moitié postérieure de la troisième circonvolution frontale.

La première circonvolution frontale, la pariétale ascendante, le lobule paracentral, n'offrent aucune trace de congestion.

Sur l'hémisphère droit, foyer hémorrhagique à la partie moyenne de la première circonvolution frontale, à 2 centimètres 1/2 en avant de l'extrémité supérieure de la frontale ascendante.

Ce foyer occupe une étendue de 3 centimètres dans le sens antéro-postérieur, de 2 centimètres sur la face interne et de 1 centimètre sur la face externe.

Il pénètre profondément dans toute l'épaisseur de la couche corticale, pour atteindre la substance blanche dans laquelle il s'enfonce à peine de 3 millimètres, dans une très-faible étendue.

Sur ce même hémisphère on trouve une congestion active avec hémorrhagies capillaires, analogue à celle du côté opposé, entourant, sur la première circonvolution le foyer hémorrhagique, gagnant en dedans et en arrière le voisinage du lobule paracentral sans toutefois l'atteindre et s'étendant de plus, en dehors, sur la partie moyenne de la deuxième et de la troisième circonvolutions frontales.

L'épendyme est épaissi ; la surface du quatrième ventricule est tapissée de petites saillies papilliformes qui se montrent aussi dans les ventricules latéraux.

Les coupes pratiquées au niveau des tubercules mamillaires ne font découvrir aucun foyer dans les parties centrales, couche optique ou corps strié, qui ne présentent même pas d'injection anormale.

Les poumons sont engoués à la base et en arrière. Le cœur est surchargé d'une faible couche de graine à la pointe et sur les deux faces, le long des vaisseaux coronaires.

L'aorte, jaunâtre, offre des plaques athéromateuses, et deux d'entre elles sont légèrement ulcérées au-dessus de valvules sigmoïdes.

Les reins sont légèrement jaunâtres, dans leur couche corticale seulement.

Ainsi que le fait remarquer M. Magnan, ces deux foyers circonscrits de congestion expliquent bien les convulsions unilatérales, développées à plusieurs heures d'intervalle, successivement à droite et à gauche, et l'on trouve dans ces faits une preuve de plus à l'appui de la doctrine généralement acceptée qui localise dans une zone définie de l'écorce cérébrale les phénomènes moteurs observés dans la moitié opposée du corps. Mais le foyer hémorrhagique, auquel il est rationnel de rapporter l'hémiplégie, siége en un point éloigné de la zone dite motrice, c'est-à-dire sur la partie moyenne de la première circonvolution frontale, et en arrière elle est séparée de l'extrémité supérieure de la circonvolution frontale ascendante par un espace de 2 censimètres et demi de tissu sain. Nous n'avons pas besoin d'insister sur le parti que peut tirer de faits semblables l'étude des localisations cérébrales. A M. Magnan revient l'honneur d'avoir apporté le premier fait de ce genre. De nouveaux faits ne tarderont pas à se présenter, maintenant que l'attention des observateurs est éveillée de ce côté.

Non-seulement les désordres de l'intelligence et certains troubles de la motilité ont des rapports certains avec les lésions de l'écorce constatées dans la paralysie générale, mais nous croyons que les troubles de la sensibilité et des sens en ont également. C'est ce que les observations II, IV et VII démontrent suffisamment. En effet, il n'est pas rare de trouver dans le cours de la maladie une abolition de la sensibilité et des sens dans un côté du corps, coïncidant avec des troubles correspondants de la motilité. Ces hémianesthésies, ces pertes unilatérales d'un ou plusieurs sens qui viennent troubler subitement l'évolution progressive de la maladie, diffèrent totalement des troubles analogues qui ont une marche lente et qui tiennent à des lésions à marche également lente, aux scléroses soit généralisées à tout l'encéphale, soit limitées à un ou plusieurs nerfs périphériques. Or, comme ces hémianesthésies, ces pertes d'un ou plusieurs sens coïncident avec les attaques apoplectiformes, les convulsions épileptiformes, etc., il est rationnel de les rapporter aux lésions de même genre qui viennent nous donner la raison d'être des troubles moteurs, c'est-à-dire aux congestions, hémorrhagies, ramollissements, etc. de la couche corticale constatés à l'autopsie. En un mot, nous croyons que certaines régions de la couche corticale ont des rapports aves les manifestations de la sensibilité générale et des sens, et quand une altération vient à se produire sur ces régions, on observe des troubles correspondants dans la sphère de la sensibilité soit générale, soit spéciale. Si la clinique n'a pas encore apporté d'éléments suffisants qui puissent servir à l'élucidation de cette question, la physiologie est déjà arrivée à des résultats assez solides pour qu'on soit autorisé à affirmer la possibilité de la solution du problème.

Quant aux troubles de nutrition, l'amaigrissement, etc., les faits pathologiques n'autorisent pas à établir de rapport bien net entre eux et les altérations de la couche corticale des hémisphères. Ils s'expliquent très-bien par les lésions si généralisées qu'on observe dans la plupart des cas. Les faits expérimentaux, comme on le verra, semblent au contraire autoriser ces rapports.

De cette étude, bien incomplète, il est vrai, nous croyons devoir faire ressortir les deux points principaux suivants :

1° La paralysie générale progressive peut évidemment servir à l'étude des localisations dans le système cortical des hémisphères cérébraux, mais dans une certaine mesure seulement.

2° Les phénomènes dits accessoires, c'est-à-dire, attaques apoplectiformes, accidents convulsifs, paralysies plus ou moins limitées du mouvement, de la sensibilité et des sens, symptômes la plupart du temps accidentels et coïncidant avec des lésions localisées, ordinairement de date récente, sont les seuls phénomènes qui puissent servir à cette étude. On ne peut tirer aucune conclusion des phénomènes permanents en rapport avec des lésions anciennes, vu la multiplicité et la diffusion de ces lésions.

II.

Pathologie expérimentale.

Dans le but de mieux établir les relations qui semblent exister d'une part, entre les troubles que nous venons d'étudier dans la paralysie générale et ceux qu'on observe dans les différentes affections méningitiques, et, d'autre part, les altérations de l'écorce du cerveau, nous avons essayé de déterminer expérimentalement sur des chiens de la méningo-encéphalite, afin d'étudier les troubles divers auxquels elle pourrait donner lieu. Connaissant, d'ailleurs, les notions introduites dans la physiologie de l'écorce grise du cerveau depuis les études expérimentales de Fritsch et Hitzig, et des nombreux expérimentateurs qui les ont suivis, nous avons eu l'idée de limiter, s'il était possible, cette méningo-encéphalite à différentes régions de la superficie du cerveau, et d'observer si des troubles différents seraient produits suivant la variation de siége de la lésion.

Dans cette seconde partie de notre travail, nous relatons le procédé qui nous a servi pour nos recherches et les observations des animaux mis en expérience, les faisant suivre de quelques réflexions qu'elles nous paraissent comporter.

Comme nous avons apporté tout le soin et l'attention dont nous étions capable à l'observation des faits que nous présentons, nous les exposons dans tous leurs détails, eux seuls pouvant donner quelque valeur à notre travail.

L'interprétation, ou plutôt les quelques réflexions qui les

suivent sont certainement bien insuffisantes ; mais la question est difficile et vaste, et le temps qu'il nous a été donné d'y consacrer ne nous a pas permis de l'étudier plus complètement.

I. — Procédé employé.

Voici le procédé que nous avons mis en usage pour déterminer chez le chien de la méningo-encéphalite localisée.

Une aiguille fine en fer est introduite dans une petite canule de plomb. On fait sortir de cette canule l'extrémité de l'aiguille, on la chauffe au rouge dans une longueur de 6 à 7 millimètres et on la trempe dans du nitrate d'argent cristallisé. Quand elle s'est chargée d'une couche solide du sel d'argent, on la fait rentrer dans la canule, d'où l'on peut la faire sortir de nouveau, à volonté, et dans une longueur donnée, en la poussant par l'autre extrémité. Voilà l'instrument.

Quant au mode opératoire, le chien est endormi avec l'hydrate de chloral (solution au cinquième) injecté dans une saphène externe. Un de ses pariétaux est mis à découvert. A l'aide d'un ciseau et d'un marteau, on fait une ouverture dans l'os, sur les parties postérieures, afin de mettre à nu la dure-mère dans une étendue variable de 5 millimètres à 1 centimètre carré environ, et on a grand soin de ne pas léser cette membrane.

On fait une petite ouverture suffisante pour introduire la canule, et, après avoir légèrement recourbé cette dernière à son extrémité, on la glisse entre la dure-mère et le cerveau dans une direction et une longueur déterminées suivant la région que l'on veut atteindre. Lorsqu'on est arrivé sur cette partie de l'écorce déterminée d'avance, on fait sortir de la canule l'extrémité de l'aiguille chargée de nitrate d'argent, et on la laisse quelques secondes en contact avec la surface cérébrale. Dans ce temps de l'opération, il importe d'éviter, autant que possible, les grands mouvements respiratoires, et les efforts occasionnés par les cris de l'animal : le liquide céphalo-rachidien venant alors baigner la surface convexe du cerveau, pourrait fondre le nitrate d'argent et le transporter sur des régions que l'on veut ménager. On échappe à cet écueil en ayant soin qu'à ce moment l'animal soit profondément endormi. A l'aide de cette précaution, nous arrivons en général à produire une action locale, et lorsque nous croyons que telle ou telle région que nous voulons étudier est lésée, touchée par le nitrate d'argent, on fait rentrer l'extrémité de l'aiguille dans la canule, on retire celle-ci avec soin, afin de ne pas érailler la substance corticale intermédiaire, au point par où l'on est entré et celui que l'on a voulu irriter.

La plaie suturée, l'animal est mis en observation à partir du moment où l'action du chloral est complètement dissipée.

Nous avons mis ainsi en expérience les douze chiens dont nous relatons plus loin l'observation. La nécropsie de dix de ces animaux à démontré que par ce procédé on peut déterminer de la méningo-encéphalite localisée en différents points à volonté, et que partout ailleurs où le nitrate d'argent n'a pas agi directement, les méninges et la surface encéphalique sont généralement saines, même au niveau de l'ouverture de l'os et de l'orifice pratiqué dans la dure-mère pour l'introduction de la canule. Dans deux cas, l'ouverture faite dans le pariétal n'avait pas été assez grande, de sorte que la canule n'avait pu être suffisamment inclinée pour glisser entre la dure-mère et la couche corticale du cerveau. Aussi la cautérisation par le nitrate d'argent au lieu de porter à la superficie a été faite dans la pulpe cérébrale ; ces deux observations n'en sont pas moins intéressantes à différents points de vue, et c'est pour cette raison que nous les rapportons. Il est facile d'éviter cet accident, en faisant dans l'os une ouverture de 1 centimètre carré environ; l'instrument peut être alors incliné autant qu'on le veut, et poussé entre la dure-mère et le cerveau dans la direction voulue.

Nous notons en passant le mode de cicatrisation de l'os pariétal que nous avons pu étudier facilement, les animaux étant morts à différentes époques à partir du jour de l'opération. La plaie des téguments n'a présenté, à ce point de vue, rien de particulier ; la réparation s'est faite plus ou moins vite suivant les animaux ; chez quelques-uns, elle n'a pas eu le temps de se compléter vu la marche rapide des accidents. Voici comment se répare l'ouverture faite dans l'os : très-rapidement cette ouverture est bouchée entièrement par un tissu de nouvelle formation qui bientôt adhère d'une part à la dure-mère, et ressemble à des bourgeons charnus développés sur cette membrane, et d'autre part aux parties molles extra-crâniennes. Mais au bout de quelques jours ce tissu de cicatrice se sépare de la dure-mère qui en devient complètement indépendante (et cela est dû probablement aux pulsations de cette membrane) ; et, tandis que du côté externe, muscles et cicatrice se confondent, du côté intra-crânien la cicatrice prend l'aspect d'une lame fibreuse mince, lisse, absolument isolée de la dure-mère saine à ce niveau, comme dans les environs de l'ouverture de l'os.

II. — Expériences.

Nous donnons les observations dans leur ordre chronologique.

Obs. I — Chien terrier, gris, vigoureux.

23 juillet. 1 h. L'animal ne présente rien d'anormal. T. R., 39,6.

2 h. 15. On attache le chien et on l'endort au moyen d'une injection d'hydrate de chloral dans la saphène externe gauche.

2 h. 25. Incision des téguments sur la ligne médiane depuis l'espace intersourciller jusqu'en arrière de la protubérance occipitale. Le pariétal gauche est mis à découvert en arrière. Ouverture du crâne avec le ciseau et le marteau. La dure-mère est mise à nu dans une étendue de 5 millimètres environ. Par la petite ouverture pratiquée sur cette membrane, on pousse la canule qui contient l'aiguille chargée de nitrate d'argent vers le lobe frontal, on fait sortir l'extrémité de l'aiguille

et on la promène par des mouvements de latéralité sur la surface cérébrale dans l'étendue de 1 centimètre à 1 centimètre et demi environ.

3 h. On suture la plaie de la tête.

5 h. L'animal est encore sous l'action du chloral ; il marche comme s'il était ivre, oscille à droite et à gauche sans manifester de faiblesse plus grande d'un côté plutôt que de l'autre.

Sensibilité intacte : il retire très-bien ses pattes lorsqu'on marche dessus.

On prend la température de chacune de ses pattes, l'animal étant couché par terre sur le flanc droit. Patte gauche antérieure, 30,7, postérieure, 32,2 ; patte droite antérieure, 27,6, postérieure, 28.

5 h. 30. L'animal est placé sur l'autre côté.

5 h. 45. Patte gauche antérieure, 28,8, postérieure, 30,8 ; patte droite antérieure, 26,8, postérieure, 27,3.

Le 24. 1 h. 30. Température des pattes, l'animal reposant du côté droit sur une table. Patte gauche antérieure, 34,4, postérieure, 34 ; patte droite antérieure, 33,2, postérieure, 32,6. T. R., 39,6. On met le chien par terre et on l'observe. Il paraît aujourd'hui complètement remis. Il a bien mangé sa ration ce matin. Il vient quand on l'appelle, répond aux caresses qu'on lui fait ; lèche ses pattes et la plaie de sa patte gauche postérieure par où on a fait l'injection de chloral.

Sa marche est très-assurée, aucunement chancelante ; on ne trouve aucune paralysie.

On pince, on pique les différentes régions du corps de l'animal ; les plaintes et les mouvements amenés par ces diverses excitations prouvent que la sensibilité est intacte. Pas d'inégalité pupillaire.

On approche vivement la main de chaque œil de l'animal ; il recule et cligne de l'œil.

2 h. 50. Le chien est étendu sur le flanc droit : patte gauche antérieure, 27,2, postérieure, 27,7 ; patte droite antérieure, 26,3, postérieure, 26.

Le 25. 2 h. Assez bon état de la plaie de la tête.

L'animal a bien mangé. Il ne manifeste ni abattement, ni tristesse. Il est docile, très-caressant et craintif.

La marche est assurée, ne présente rien d'anormal. On ne trouve aucune faiblesse prédominant d'un côté plus que de l'autre.

Lorsqu'on pince chaque patte de l'animal, il la retire immédiatement et se plaint. De même lorsqu'on lui pique la face, ou qu'on lui chatouille les oreilles, les paupières, les narines, il se retire et manifeste des mouvements réflexes correspondant aux parties excitées.

Pupilles normales.

Vue égale des deux côtés. L'animal, en effet, vient prendre un morceau de sucre qu'on lui présente soit devant l'œil droit, soit devant l'œil gauche.

Le chien semble entendre également des deux côtés. T. R., 39,8. L'animal étant étendu sur le flanc gauche : patte gauche antérieure, 27,6, postérieure, 26,3; patte droite antérieure, 24,6, postérieure, 23,2

Le 26. 7 h. 45 du matin. L'animal vu par le garçon ne présente rien d'anormal.

8 h. Le chien est trouvé par le garçon dans un état qui lui a paru semblable à celui que nous observons maintenant.

9 h. L'animal est étendu sur le flanc droit, les membres dans l'extension. la tête renversée en arrière et les différentes parties de son corps sont agitées de convulsions violentes qui, toutes les minutes à peu près, s'interrompent une seconde pendant laquelle l'animal fait ou essaye de faire une inspiration.

Ces convulsions ont le caractère d'attaques successives présentant chacune une période d'augmentation, de summum d'intensité, puis de diminution.

Pendant ces attaques, les membres sont agités de secousses convulsives très-intenses et très-rapides. Les muscles de la face se contractent continuellement et rendent la figure grimaçante. Les globes oculaires roulent dans leurs orbites de tous côtés. Les muscles du cou sont également le siége de mouvements convulsifs, et attirent la tête tantôt à droite, tantôt à gauche. Opisthotonos très-marqué. Les convulsions des mâchoires font claquer les dents, et la rapidité de ces claquements suit la marche des convulsions, et est d'autant plus grande que les convulsions sont plus violentes.

Salivation et écume à la bouche à peu près continuelle.

On ne peut dire si les convulsions sont plus marquées d'un côté que de l'autre.

L'animal ne retire pas ses pattes lorsqu'on marche dessus. La sensibilité semble également abolie dans la face des deux côtés.

La vue et l'ouïe semblent perdues ; l'animal ne réagit pas aux diverses excitations qu'on lui fait du côté de ces organes.

L'inégalité pupillaire est très-marquée : tandis que la pupille droite est contractée, la gauche présente une dilatation très-grande.

9 h. 30. Au plus fort des convulsions, on prend la température rectale et l'on trouve 38,4. On ne peut prendre celle des pattes.

10 h. Les convulsions changent de caractère. Ce ne sont plus des attaques, mais des secousses générales se succédant toutes les secondes. L'animal semble recevoir comme des décharges électriques, et à chaque décharge, pour ainsi dire, les membres se fléchissent pour s'étendre de nouveau aussitôt après, les muscles de la face se contractent, la tête se renverse plus fortement encore en arrière. Les mâchoires font un mouvement semblable à celui que fait un chien qui aboie.

10 h. 15. Les secousses se succèdent avec moins de fréquence.

Toujours inégalité des pupilles : la gauche est très-dilatée toujours, la droite presque punctiforme.

Il semble que les membres du côté droit sont plus raides que les membres du côté gauche, mais l'animal est couché sur le côté droit; on le met sur le flanc gauche, et les membres gauches deviennent à leur tour plus raides que les droits. Il est évident que cela tient à la position.

10 h. 25. Secousses moins fortes, mais toujours générales.

10 h. 35. Les convulsions des pattes sont beaucoup moins prononcées. Celles de la tête et de la face persistent.

10 h. 45. Les convulsions perdent le caractère de secousses qu'elles ont présentées et deviennent à peu près continuelles; mais elles sont beaucoup plus faibles.

11 h. 30. Mêmes convulsions.

Lorsqu'on prend les pattes de l'animal dans la main, on note une différence de température très-marquée entre les pattes postérieures et les antérieures. Celles-ci sont beaucoup plus froides, bien qu'elles aient été le siége de convulsions aussi intenses que les postérieures.

Midi. En examinant avec attention la marche de ces convulsions, on peut noter qu'elles ne sont pas égales à tous les instants, mais qu'elles présentent une période d'augmentation et de diminution séparées par une période d'état de summum d'intensité. Ces attaques, incomparablement plus faibles que les premières, évoluent en cinq ou six minutes au moins, au lieu d'une minute. Il n'y a pas d'intervalle de repos.

Midi 30. L'animal est toujours dans le même état.

2 h. Les convulsions n'ont pas cessé. On constate une grande chaleur quand on touche avec la main le corps de l'animal. T. R. 41,3. Patte gauche antérieure, 40,1, postérieure, 40,4; patte droite antérieure, 40,2, postérieure, 40,6.

L'animal a toujours la tête renversée en arrière. Il semble que les convulsions soient plus prononcées du côté droit.

L'animal ne retire pas ses pattes lorsqu'on marche dessus. Ne cligne pas les yeux lorsqu'on en approche vivement la main.

La pupille gauche est toujours dilatée; la droite reste punctiforme.

2 h. 20. Le membre droit postérieur semble plus agité que les autres.

3 h. 30. Les couvulsions diminuent encore très-sensiblement d'intensité. Pendant un instant de répit, l'animal tire la langue et sa respiration devient haletante comme celle d'un chien très-fatigué. Les convulsions des membres diminuent. Celles des muscles de la face, des oreilles, du cou, persistent avec la même intensité. Plus de convulsions des mâchoires.

On lui verse de l'eau dans la gueule et il l'avale très-bien.

3 h. 40. Les convulsions des membres reviennent.

3 h. 45. Les convulsions se sont de nouveau généralisées et sont continuelles.

4 h. 30. Nouveau répit. Plus de convulsions des mâchoires. Encore quelques-unes dans les muscles de la face et des membres.

La respiration redevient haletante. L'animal reprend un peu sa connaissance. T. R., 41,2.

4 h. 35. Quelques convulsions passagères de temps en temps dans les différentes parties du corps.

5 h. 15. Les convulsions ont reprit de l'intensité et reprennent le caractère de secousses régulières qu'elles ont déjà présentées et que nous avons décrites plus haut.

5 h. 45. Les convulsions s'arrètent de nouveau et complètement pendant trois à quatre minutes.

5 h. 50. Au moment où nous quittons l'animal, les mouvements convulsifs sont de nouveau généralisés, mais très-peu intenses.

8 h. 45. Le chien est vu par le garçon, toujours dans le même état.

Le 27. 6 h. du matin. L'animal vu par le garçon du laboratoire présente toujours des convulsions.

7 h. 45. Arrêt des convulsions. Plaintes (Renseignements du garçon.)

8 h. 30. Je trouve l'animal dans le coma. La respiration se fait normalement sans stertor. T. R. 39,8.

En secouant l'animal, on parvient à le faire sortir un peu de sa torpeur. Il essaye de se mettre debout sur ses pattes, il semble plus faible du côté droit.

Emission d'urine et de matières fécales.

La sensibilité générale est un peu revenue, mais inégalement, ce nous semble ; l'animal paraît mieux sentir du côté gauche.

Les yeux sont fermés et recouverts par une épaisse couche de pus concret.

9 h. L'animal urine plusieurs fois. Il a de la tendance à porter sa tête à droite ; on constate une certaine raideur dans les muscles du cou, lorsqu'on essaye de la redresser.

1 h. 15. L'animal est toujours couché et plongé dans le coma. On l'appelle et il reste immobile. Pas de convulsions.

Lorsqu'on chatouille les sourcils, les oreilles, les lèvres de l'animal, à gauche et à droite successivement, on observe des mouvements réflexes beaucoup plus prononcés à gauche qu'à droite. De même, l'animal retire beaucoup plus rapidement ses pattes gauches que ses pattes droites, lorsqu'on marche dessus. La différence est très-marquée.

Pas de convulsions ni de contracture d'un côté plutôt que de l'autre. L'animal ne se tient pas sur ses jambes.

On lave les yeux de l'animal, et malgré une légère opacité de la cornée, on peut voir l'état des pupilles qui sont rétrécies aujourd'hui des deux côtés. On constate également de la conjonctivite. Température des pattes : patte gauche antérieure, 28,4, postérieure. 23 ; patte droite antérieure, 25,4, postérieure, 22. Amaigrissement très-marqué.

3 h. L'animal tombe dans le coma de plus en plus. La sensibilité a disparu presque complètement partout. On ne détermine des mouvements réflexes par l'excitation des différentes parties du corps que dans l'orbiculaire des paupières. La tète est inclinée à droite. Lorsqu'on veut changer l'animal de place, il se laisse soulever comme une masse inerte. Incontinence d'urines. La respiration est à peu près normale, 16 inspirations par minute. T. R., 36,8

5 h. Même état.

Le 28. 2 h. Le chien n'a plus de convulsions. Coma. Respiration stertoreuse.

3 h. 30. Pouls 80, T. R., 35. Mouvements respiratoires, 15. Contractions fibrillaires dans les muscles des différentes parties du corps.

Le 20. 3 h. 30. Mouvements fibrillaires dans les muscles des membres et de la face.

Lorsqu'on marche sur les pattes de l'animal, il les retire surtout quand on marche sur les pattes gauches. De même en chatouillant les oreilles, et les sourcils, on détermine des mouvements réflexes à gauche ; peu à droite. T. R., 33,4, R. 25, P. 90. On ne peut voir l'état des yeux à cause de l'opacité de la cornée.

Le 30. 2 h. de l'après-midi. Affaissement de plus en plus complet.

Mort dans la nuit.

1er août. *Nécropsie.* — L'ouverture faite dans l'os est bouchée entièrement par une lame de tissu de cicatrice adhérente aux parties molles extra-crâniennes et complètement indépendante de la dure-mère.

Celle-ci ne présente rien de particulier à sa surface externe. Mais sa face interne à gauche est tapissée par une nappe excessivement mince de sang coagulé en voie de résorption. A droite, intégrité complète de la dure-mère.

On lave avec un filet d'eau la surface de l'encéphale, qui ne présente rien d'anormal à droite. A gauche, les parties postérieures sont saines, mais en avant sur le gyrus sigmoïde et les parties situées immédiatement en arrière ; on constate une coloration rouillée tranchant sur celle des parties avoisinantes ; de plus, à ce niveau il existe un ramollissement très-net au palper de la substance corticale. En comparant la consistance de cet endroit avec celles des parties postérieures de l'hémisphère gauche et celle des points correspondants de l'hémisphère droit, il est très-facile, en effet, de saisir la différence en question.

On fait des coupes sur les parties malades et l'on constate que l'inflammation ne va pas profondément et se borne à la couche corticale comprenant la substance grise et le commencement de la substance blanche.

Le bulbe, la moelle, sont examinés et ne présentent rien de particulier.

En résumé, pendant les trois jours qui ont suivi l'opération, ce chien n'a rien présenté d'anormal. Le quatrième, il a eu des convulsions généralisées très-violentes d'abord avec salivation, se succédant les unes aux autres, sous forme d'accès, puis diminuant d'intensité et prenant le caractère soit de secousses convulsives, soit même de mouvements choréiformes. Affaissement général ne permettant pas d'étudier la sensibilité. Le cinquième jour et les suivants, coma succédant à cette période d'excitation. Affaiblissement général augmenté, relâchement des sphincters, dépérissement très marqué, enfin mort, huit jours après l'opération.

Comme phénomène particliers, on note :

Du côté de la motilité : peu de troubles prédominant du côté droit, c'est-à-dire du côté opposé à la lésion, sauf la rotation de la tête à droite. Aussi, vu la généralisation des symptômes, on a pu croire à une méningite généralisée. L'autopsie a démontré qu'il n'en était pas ainsi.

La sensibilité a été trouvée diminuée du côté droit dans les membres et la face. — La vue, l'ouie n'ont pu être étudiees avec fruit, vu l'état d'affaissement de l'animal. La pupille s'est montrée toujours rétrécie du côté droit, à partir du jour où l'animal a présenté des convulsions, tandis que la gauche, dilatée d'abord, ne s'est rétrécie que trois où quatre jours après le début des accidents.

La marche de la température a été remarquable. Normale après l'opération, jusqu'au début des accidents, elle s'est abaissée un peu au début des attaques convulsives, s'est élevée ensuite, puis s'est abaissée de nouveau quand est survenu le coma, pour descendre très-bas, bien que le pouls et la respiration parussent se faire normalement.

Notons encore les troubles de nutrition, tels que la conjonctivite et la kératite, l'amaigrissement excessif. Il est vrai que l'animal n'a pas mangé dans les derniers jours.

Obs. II. — Bouledogue blanc, tacheté de jaune, taille moyenne vigoureux.

25 septembre, 1 h. L'animal est bien portant, ne présente rien d'anormal.

3 h. On met à découvert le pariétal gauche. Ouverture de 5 millimètres environ sur les parties postérieures. La dure-mère paraît intacte. Par la petite boutonnière que l'on fait sur cette membrane, on glisse la canule en avant, dans une longueur de 2 centimètres. On pousse l'aiguille contenue dans la canule et qui porte à son extrémité le sel d'argent cristallisé, et on la laisse quelques instants en contact avec la substance cérébrale.

4 h. Le chien est encore sous l'influence du chloral.

Le 26. Le chien a mangé hier soir et ce matin.

1 h. Aujourd'hui, il ne présente rien d'anormal; il vient quand on l'appelle, prend du sucre qu'on lui donne, il est caressant, etc. Pas de trouble de la motilité appréciable. La sensibilité et les sens sont également intacts. Température rectale 39,2, patte gauche antérieure 19,2, postérieure 24,2; patte droite antérieure 20,6, postérieure 22,6.

5 h. Même état.

Le 27. Même état, sinon que le membre postérieur gauche où l'on a fait la ligature de la saphène est légèrement tuméfié.

Le 28. 1 h. 30. L'animal présente une démarche trop chancelante pour que l'on puisse l'attribuer seulement à la lésion de la patte gauche postérieure.

Le chien est plus affaissé qu'hier, il est moins caressant, il refuse le morceau de sucre qu'on lui présente. Sensibilité et sens intacts. Température rectale 39,4.

Le 29. Le garçon du laboratoire a trouvé ce matin le chien dormant dans sa niche.

1 h. L'animal est abattu, triste ; il cherche un coin pour se coucher et dormir ; on l'appelle, il ne vient pas. Rien ne peut éveiller son attention : somnolence très-grande.

Quand on le fait marcher, on observe une flexion fréquente de la patte antérieure droite. Il traîne aussi quelquefois la patte postérieure droite.

On marche sur l'une et l'autre patte de l'animal. Lorsque cette excitation est faite à gauche, le chien se retourne de ce côté et retire ses pattes ; lorsqu'elle est faite à droite, il reste immobile et indifférent.

Avec une épingle on pique les différentes parties de la face, et quand on pique ainsi la peau du côté gauche, il recule, et on observe des mouvements réflexes sur les parties excitées ; à droite l'animal ne sent rien.

On chatouille chez ce chien la face interne du pavillon de l'oreille à gauche, il secoue la tête ; quand on fait de même à droite, il reste impassible. On lui introduit un corps étranger dans chaque narine, et tandis qu'à gauche, cette irritation le fait reculer, à droite elle ne donne lieu à aucun mouvement. On lui insuffle des vapeurs de sulfhydrate d'ammoniaque dans la narine gauche, il éternue et cherche à fuir; même insufflation à droite, mais sans manifestation de sensibilité. Pas d'inégalité pupillaire.

Si on passe la main vivement devant les yeux, on détermine des clignements réflexes à gauche, on n'en produit pas à droite.

2 h. 30. La face de l'animal présente un aspect grimaçant particulier. Les lèvres supérieures se relèvent fortement comme on le voit par exemple chez un chien qui a mordu quelque substance de mauvais goût; il survient ensuite des convulsions limitées aux muscles de la face et des mâchoires. En même temps, le chien introduit ses pattes antérieures dans sa gueule et semble chercher à la débarrasser d'un corps étranger.

2 h. 35. La tête s'incline du côté droit, puis l'animal perd l'équilibre et tombe sur ce côté; il met alors son museau entre ses deux pattes, et fait de nouveau des mouvements pour débarrasser ses lèvres de quelque chose qui le gênerait considérablement.

2 h. 40. Il se remet debout, et pendant quelques secondes il a des convulsions de la face et des mâchoires, puis tout disparaît et l'animal se replace près du feu et se met à dormir de nouveau sans présenter aucun phénomène nouveau jusqu'à 5 h. 30, heure à laquelle on le quitte.

Le 30. 9 h. du matin. Affaissement encore plus complet qu'hier. Le chien ne donne aucun signe d'intelligence. Il reste couché; si on le lève, il se couche de nouveau et se met à dormir. Quand on vient le réveiller, c'est à peine s'il ouvre les yeux.

On force l'animal à marcher. Après qu'il a fait quelques pas dans lesquels les pattes droites fléchissent plusieurs fois sous lui, il tombe sur le côté droit.

L'animal essaye de se relever et veut se coucher sur le côté gauche, il n'y parvient pas. Tendance à la rotation de la tête vers l'épaule droite.

9 h. 30. Emission d'urine. Même abolition de la sensibilité à droite. On ne détermine pas plus qu'hier des clignements réflexes, en approchant vivemement un corps étranger de l'œil droit. L'excitation mécanique de la narine droite ne produit aucun effet. T. R. 38, patte gauche antérieure 20,2, postérieure 23; patte droite antérieure 21, postérieure 21,4.

3 h. de l'après-midi. Même état. Stupeur croissante. T. R. 38,8; patte gauche antérieure 17, postérieure 20,8; patte droite antérieure 19,8, postérieure 18,8.

4 h. 30. On reporte l'animal dans sa niche.

1er octobre. L'animal est trouvé mort ce matin.

Le 18. *Nécropsie.* — La petite ouverture faite dans le pariétal gauche est bouchée par une sorte de lymphe plastique, de consistance gélatineuse.

La voûte du crâne est enlevée. La dure-mère est aussi saine à gauche qu'à droite. La petite ouverture par où a pénétré la canule n'est pas fermée, on ne découvre pas de congestion autour d'elle. On enlève la dure-mère dont la surface interne ne présente rien d'anormal.

La surface cérébrale intacte du côté droit ne présente que très-peu de chose à gauche. Au niveau de l'ouverture du crâne on constate une espèce de petit bourgeon saillant à la surface du cerveau, de la grosseur d'un grain de chènevis. Dans une zone de 1/2 centimètre d'étendue autour de lui, on constate une légère congestion de la surface cérébrale. Cette congestion s'étend plus en avant que sur les parties latérales et en arrière de la petite saillie.

Si l'on presse sur l'hémisphère cérébral, en avant du petit tubercule, on s'aperçoit qu'il sort du pus par un petit orifice situé sur le milieu de cette saillie. On fait alors une coupe du cerveau d'avant en arrière, passant par le tubercule bourgeonnant l'on constate que l'orifice par où sort le pus; se continue avec un trajet fistuleux de la longueur d'un centimètre et demi environ qui aboutit dans une cavité remplie de pus du volume d'une petite noisette, ou plutôt d'un gros pois.

On fait des coupes verticales et transversales de l'hémisphère, afin de déterminer le siége précis de cet abcès. (Voir fig. I et II). Une de ces coupes passant à quelques millimètres en arrière du gyrus sygmoïde le divise en deux moitiés, l'une antérieure, l'autre postérieure. On voit alors qu'il est formé par une cavité anfractueuse creusée dans le centre ovale. Cette cavité est séparée de la superficie du cerveau par une couche de tissu sain, en apparence du moins, d'une épaisseur de 6 à 7 millimètres. En bas et en dedans elle est également séparée du noyau intra-ventriculaire du corps strié et de l'extrémité antérieure de la couche optique, par une couche de tissu également sain en apparence et épais de 4 à 5 millimètres. Ces noyaux centraux ne présentent rien d'anormal.

Des coupes faites sur les parties postérieures au niveau de la corne d'Ammon, n'ont montré aucune lésion. Le bulbe et la moelle n'offrent non plus rien de particulier.

Il est facile de se rendre compte de ce qui s'est passé dans cette expérience. A cause de l'étroiture de l'ouverture faite dans le pariétal au moment de l'opération, la canule n'a pu être suffisamment inclinée, et son extrémité antérieure, au lieu de glisser entre la dure-mère et la superficie du cerveau, a pénétré dans la profondeur de l'hémisphère cérébral. Le nitrate d'argent a été déposé dans ce point où il a développé l'abcès constaté à l'autopsie, et qui a donné lieu aux troubles observés ensuite.

Ces troubles ont consisté en un affaissement et une somnolence considérables, à partir du troisième jour après l'opération; en une faiblesse paralytique des membres du côté droit, qui est allée en augmentant jusqu'à la mort. Comme phénomène d'excitation, on n'a noté que quelques convulsions passagères des mâchoires et de la face, et une tendance à la rotation de la tête vers l'épaule droite.

Mais ce qu'il y a eu de plus net, c'est l'abolition de la sensibilité générale, de la vue, et peut-être de l'odorat du côté droit, c'est-à-dire du côté opposé à la lésion. Notons encore comme trouble spécial [de la sensibilité, les mouvements bizarres que l'animal a faits par deux fois, comme pour se débarrasser de corps étrangers qu'il aurait eus entre les lèvres ou sur la muqueuse palatine.

Obs. III. Epagneul. Jeune, blanc, tacheté de jaune.

28 septembre. L'animal examiné avant l'opération ne présente rien d'anormal. Il est très-enjoué et très-intelligent.

2 h. 30. Petite ouverture de 4 ou 5 millimètres de diamètre faite dans le pariétal gauche à 1 centimètre et demi en avant de la ligne courbe occipitale externe.

On fait une petite boutonnière sur la dure-mère, par laquelle on introduit la canule. On pousse celle-ci en avant dans une longueur de 2 centimètres environ. L'extrémité de l'aiguille est poussée hors de la canule, et on la laisse quelque temps en contact avec la substance cérébrale.

Après l'opération l'animal est reporté dans une niche.

29 septembre. 1 heure de l'après-midi. Contrairement à ce qui était arrivé dans les deux expériences précédentes, le chien est tout abruti de la lésion qu'on lui a faite. Il est très-hébété. Au lieu de chercher à jouer comme il faisait auparavant, il reste immobile et se couche sous la table. Il n'est cependant pas maussade, ne cherche pas à mordre quand on va le déranger. Au contraire, il est très-craintif, lèche les mains quand on le caresse.

Sa démarche est très-chancelante, et on observe une incoordination manifeste dans la patte droite antérieure. De plus cet e patte fléchit souvent sous l'animal, qui fait à chaque fois un mouvement brusque pour la redresser. Rien d'anormal dans les autres pattes et dans la face.

L'examen minutieux de la sensibilité et des sens ne permet pas d'y découvrir le moindre trouble. Egalité pupillaire. Temp. rect. 39,2. Patte gauche antérieure, 34,6, postérieure, 33,2 ; patte droite antérieure, 35,8, postérieure, 33,6.

4 h. 45. Le chien était couché tranquillement près de son camarade, lorsque sans cause appréciable nous le voyons se lever et manifester une grande frayeur. Il se met à aboyer avec force en face le mur comme s'il voyait un ennemi. Il recule toujours en aboyant comme font les chiens qui aboyent un étranger qui avance sur eux, puis après avoir fait ainsi quelques pas à reculons, il se retourne vers la porte et se sauve à toutes jambes en aboyant toujours. Il court comme un effréné dans le laboratoire, cherchant une issue partout ; il aperçoit un placard dont la porte est à moitié ouverte et veut s'y fourrer. N'y réussissant point, il va se blottir dans un petit coin où il aboye encore, et montre les dents quand on veut en approcher.

On lui met une planche devant lui qui lui cache la lumière, et bientôt l'animal, plongé dans cette demi-obscurité, se calme et cesse ses grognements.

On va plusieurs fois le voir dans son coin, et chaque fois il se met à crier et manifeste une grande crainte.

5 h. 20. Le chien après avoir regardé plusieurs fois en dehors de son coin, et manifesté alors une grande inquiétude, en sort enfin. Mais il présente encore une grande excitabilité. Un rien attire son attention : le moindre bruit qu'on fait, l'horloge qui sonne semble lui donner de grandes craintes. On le caresse quelque temps, et il va de nouveau se coucher près de son camarade.

Le 30. 9 heures du matin. Léger degré d'excitation persistant. L'animal est redevenu aussi enjoué qu'il l'était avant l'opération, sinon plus.

Il ne présente aucun trouble de la sensibilité ou des sens.

La patte antérieure droite ne fléchit pas comme hier, mais quand il marche, le chien la lance en avant, absolument comme le font les ataxiques ; il la déjète aussi un peu en dehors.

1 heure. On observe toujours les mêmes phénomènes ataxiques dans la patte antérieure droite. De plus, elle fléchit encore quelquefois.

Pupilles normales.

3 heures. Rien de nouveau. L'animal est très-enjoué, très-caressant, ne présente aucune tristesse, aucune manifestation délirante comme hier. T. R. 39,8. Patte gauche antérieure, 21,2, postérieure, 20 ; patte droite antérieure, 24, postérieure 19,6.

1er octobre. 1 heure de l'après-midi. Gaîté, entrain propre aux jeunes chiens. L'animal semble très-bien portant. Bon état de la plaie de la tête.

Aujourd'hui il est difficile de constater les troubles de la patte antérieure droite observés les jours précédents.

On interroge avec soin la sensibilité soit générale, soit spéciale, et on ne découvre rien d'anormal. Pupilles normales. T. R. 39. Patte gauche antérieure, 27, postérieure, 31,8; patte droite antérieure, 20, postérieure, 32.

Rien de nouveau dans le cours de l'après-midi.

Le 2. 1 heure. Même état de l'animal.

4 heures. On ne peut découvrir le moindre trouble. T. R. 38,8. Patte gauche antérieure, 19,4, postérieure 20,6; patte droite antérieure, 23, postérieure, 19.

Le 3. Le chien va très-bien. T. R. 38,6. Patte gauche antérieure 30,6, postérieure, 29; patte droite antérieure, 31,8, postérieure, 30,4.

Le 4. Aucun phénomène anormal. La plaie de la tête se cicatrise. T. R. 38,5. Patte gauche antérieure, 19,4, postérieure, 19.6; patte droite antérieure, 21,4, postérieure, 19,2.

Le 5. T. R. 39. Patte gauche antérieure, 22,2, postérieure, 17,2; patte droite antérieure, 24,6, postérieure, 17,4.

Le 6. T. R. 38,8. Patte gauche antérieure, 20, postérieure, 15,4; patte droite antérieure, 22,6, postérieure 15.

Le 12. La plaie de la tête est complètement cicatrisée. L'animal se nourrit bien, est très-bien portant.

Le 16. On le tue afin d'observer la lésion qu'on a produite : pour cela, on lui donne une forte dose de salicylate de soude. Sous l'influence de ce poison, nous constatons que c'est dans la patte antérieure droite que les phénomènes d'affaiblissement sont les plus intenses. L'animal se soutient encore très-bien sur les autres pattes, que sa patte antérieure droite fléchit sous lui, ou glisse sur le parquet et semble fuir sous lui.

Mort dans la nuit.

Le 18. *Nécropsie.* — Plaie des téguments parfaitement cicatrisée. La petite ouverture faite dans le pariétal gauche est complètement bouchée.

On enlève la voûte crânienne. La dure-mère ne présente aucune lésion à sa surface externe; il ne reste plus trace de l'ouverture par où a dû pénétrer la canule. La face interne est également intacte.

La surface cérébrale ne présente aucune altération; elle est même plus pâle sur l'hémisphère gauche que sur l'hémisphère droit. Seulement, au niveau de l'ouverture crânienne, la pie-mère est déchirée, et à un petit orifice, large de 2 millimètres environ, succède un conduit fistuleux (ou plutôt son vestige, car il n'existe plus qu'une ligne brunâtre), qui après un trajet de 1 centimètre et et demi mène à travers la substance cérébrale à un noyau cicatriciel de la grosseur d'un pois, et de couleur également brunâtre. Ce noyau représentant bien les limites où a porté l'action du nitrate d'argent, siège sur la couche profonde de la substance grise corticale et les parties superficielles de la substance blanche ; il répond exactement au niveau de l'extrémité externe et postérieure du gyrus sigmoïde gauche.

On ne trouve aucune lésion par ailleurs soit dans le cerveau, soit dans la moelle et le bulbe.

Chez ce chien, les troubles observés sont venus assez vite. Dès le lendemain de l'opération, l'animal présente un état d'inquiétude, d'affaissement, d'autant plus sensible que le chien était très-enjoué auparavant. De plus, des troubles ataxiques et paralytiques, limités à la patte droite antérieure, semblent indiquer le peu d'étendue de la lésion.

Bientôt, sans que rien, en apparence du moins, puisse occasionner de semblables troubles, nous voyons le chien en proie à de véritables hallucinations et livrer un combat au mur, comme si là existait un ennemi ; puis, se sauver à toutes jambes et chercher un abri dans un coin obscur. Il était curieux d'assister aux frayeurs de ce pauvre animal.

Ces phénomènes disparaissent après une demi-heure ou trois quarts d'heure, mais il reste à l'animal une grande excitabilité, pendant un jour à peu près.

Les troubles moteurs ataxiques ou paralytiques de la patte antérieure droite persistent encore quelques jours, puis disparaissent complétement. L'animal recouvre toute son agilité et toute son intelligence.

Aucun trouble sensitif n'a été constaté.

Une augmentation de la température semble avoir à peu près toujours existé dans la patte antérieure droite, qui a présenté seule les troubles moteurs.

Obs. IV. — Chien terrier, taille moyenne.

8 octobre. Le chien ne présente rien d'anormal. T. R. 39,2, patte

gauche antérieure, 16,3, postérieure, 17,8 ; patte droite antérieure, 15,8, postérieure, 17,6.

3 heures de l'après-midi. Le chien est endormi par l'injection de chloral dans la saphène externe gauche. La dure-mère est découverte en arrière dans l'étendue de 1 centimètre carré environ du côté gauche. La canule est poussée en avant dans une longueur de 2 centimètres et demi à 3 centimètres. On fait sortir l'extrémité de l'aiguille, et l'on fait la cautérisation, comme nous l'avons indiqué.

Comme le chien se réveille et pousse des cris, au moment où l'on retire la canule, il sort un peu de liquide céphalo-rachidien par l'ouverture de la dure-mère. Pas d'autre détail dans le reste de l'opération.

4 heures. Le chien est détaché et mis près du feu où il se réveille peu à peu.

4 h. 40. L'action du chloral n'est pas encore passée, l'animal a encore la démarche chancelante ; on le reporte dans sa niche.

9 octobre. 1 heure de l'après-midi. L'animal a mangé hier soir. Il est un peu abattu aujourd'hui ; cependant cet état est peu marqué ; il vient très-bien quand on l'appelle, il est caressant.

L'animal marche sur trois jambes, il tient fléchie la patte gauche postérieure par laquelle on lui a injecté le chloral. Nous ne notons aucun trouble par ailleurs au point de vue de la motilité.

On pince les pattes de l'animal et les différentes parties du corps. On lui pique et on lui chatouille la face, les oreilles, les lèvres, les narines ; et partout on détermine des mouvements réflexes également à gauche et à droite. Pas d'inégalité pupillaire. T. R. 39,7. Patte gauche antérieure, 16,6, postérieure, 15,6 ; patte droite antérieure, 19, postérieure, 16,2.

Le 10. 1 heure et demie. L'animal est revenu entièrement à l'état qu'il présentait avant l'opération. T. R. 39,2. Patte gauche antérieure, 18,4, postérieure, 15,8 ; patte droite antérieure, 21,4, postérieure, 16.

3 heures. L'animal étant resté près du feu : patte gauche antérieure, 32,8 ; patte droite postérieure, 34,2.

11 octobre. 1 heure de l'après-midi. L'animal est apporté au laboratoire.

La première chose qui frappe, dès qu'on le met par terre, c'est une tendance comme irrésistible à tourner en manège de droite à gauche.

Mais ce qui est absolument certain, et ce que nous pouvons observer, contrôler avec le plus grand soin, ce sont des mouvements convulsifs fibrillaires dans l'orbiculaire des yeux, les muscles de la lèvre, de l'aile du nez et de l'oreille du côté droit. Rien de semblable du côté gauche.

Les muscles du cou, du tronc et des membres ne présentent rien ni à droite ni à gauche.

De temps en temps le chien tourne sa tête vers l'épaule gauche d'une façon convulsive.

Quand on pince chacune des pattes de l'animal, il retire moins vite ses pattes droites que ses pattes gauches ; il semble qu'il y ait un certain retard dans la perception des excitations faites du côté droit.

On chatouille successivement à droite et à gauche les oreilles, les paupières, les joues, les lèvres et les narines de l'animal, et l'on détermine partout des mouvements réflexes, mais moins rapidement à droite, ce nous semble.

L'animal cligne les paupières aussi bien à droite qu'à gauche lorsqu'on approche la main brusquement des yeux. Il se tourne à droite et à gauche indifféremment lorsqu'on l'appelle. Les pupilles sont normales. T. R. 39,2. Patte gauche antérieure, 18,4, postérieure, 17 ; patte droite antérieure, 19,2, postérieure. 16,5. Oreille gauche, 35,6, oreille droite, 36.

Le 12. 8 heures du matin. Le chien est vu par le garçon ; il était tranquillement couché dans sa niche.

9 heures. Le chien est trouvé par le garçon dans une attaque de convulsions avec écume à la bouche.

1 h. 30. L'animal apporté au laboratoire se présente à nous dans l'état suivant : Aussitôt par terre nous voyons la tête de l'animal se tourner convulsivement vers l'épaule gauche. Il reste debout sur ses jambes et ne présente rien d'anormal dans les mouvements des membres.

Mais en examinant la face, nous observons des mouvements convulsifs fibrillaires dans la lèvre, l'aile du nez, l'orbiculaire et l'oreille du côté droit. On constate également quelques mouvements convulsifs dans l'aile du nez et l'oreille du côté gauche, mais moins intenses qu'à droite.

Les pupilles sont dilatées et le chien ne nous reconnait pas.

On marche sur ses pattes, on lui pique et on lui chatouille les différentes régions de la face, et l'on ne détermine que peu de mouvements par ces diverses excitations faites à droite et à gauche.

1 h. 35. L'animal est pris d'une attaque franchement épileptiforme semblable à celle des cobayes dont on a excité la zone épileptogène.

La tête est entraînée violemment et d'une façon spasmodique à gauche ; elle va toucher l'épaule de ce côté. L'animal est renversé sur le dos ; les membres droits se raidissent d'abord (convulsion tonique), puis ceux du côté gauche ensuite. Alors apparaissent les convulsions cloniques très-fréquentes et petites d'étendue dans les muscles de la face, des mâchoires, du cou d'abord, puis dans les membres drois, enfin dans les membres gauches. Salivation et dilatation pupillaire considérables.

Les mouvements de flexion et d'extension augmentent peu à peu d'étendue, puis après une minute environ de convulsions générales tout s'arrête, la tête s'affaisse et tombe par terre, et l'animal se met à respirer tranquillement. Pas de stertor.

Après quelques instants la tête se redresse et se met de nouveau dans la rotation à gauche ; les mouvements convulsifs de la face reparaissent, mais seuls. Pouls immédiatement après l'attaque, 160. Respiration, 14. Temp. rect. 36.

1 h. 45. Nouvelle attaque. On a changé l'animal de côté, et les convulsions toniques et cloniques commencent et sont plus fortes encore du côté droit.

Toujours rotation de la tête à gauche, bien que l'animal repose sur le flanc gauche et que cette position empêche la rotation de se produire librement. Salivation très-abondante.

Attaques successives, semblables aux premières, dans l'intervalle desquelles le chien semble très-prostré, et présente toujours des convulsions fibrillaires dans la lèvre, l'aile du nez, l'orbiculaire des paupières, l'oreille du côté droit, et aussi dans l'aile du nez et l'oreille du côté gauche ; de ce côté l'orbiculaire des paupières n'en présente pas.

On recoud la plaie de la tête qui s'est ouverte dans les convulsions ; l'animal ne manifeste aucune douleur.

Les yeux sont grand ouverts et sans expression, les paupières ne se ferment pas quand on en approche vivement la main.

L'ouïe peut être difficilement étudiée ; cependant en appelant l'animal et en le secouant il semble qu'il revient un peu à lui et se tourne du côté où on l'appelle. Dans l'intervalle des attaques, pouls 130.

2 h. 30 Nouvelle attaque. L'animal est étendu sur le flanc droit. Cris au début de cette attaque et renversement de la tête directement en arrière. Contraction tonique des membres droits d'abord et secousses cloniques commençant par ce côté pour s'étendre à l'autre ensuite et devenir générales. Convulsions violentes des mâchoires et salivation très-abondante.

Affaissement après l'attaque qui a duré à peu près deux minutes. Pas de respiration stertoreuse.

15 respirations par minute. Temp. rect. 35,6. Quelques attaques incomplètes.

2 h. 50. Nouvelle grande attaque. Rotation de la tête à gauche, si forte que l'animal fait un demi-tour sur lui-même, de sorte que étendu d'abord sur le flanc droit, il tourne sur le flanc gauche où il termine son attaque.

Quelques instants de repos après l'attaque, la tête de l'animal s'incline de nouveau à gauche, et l'on observe toujours les mêmes mouvements convulsifs de la face.

3 h. 25. Grande attaque plus forte que les précédentes pendant la période clonique de laquelle l'animal pousse des cris et aboie.

Grande salivation ; l'animal mouille la place où il est couché.

3 h. 50. Attaque moins forte.

4 h. 5. Nouvelle grande attaque avec cris et aboiements. Intervalle de l'attaque remplie par les mêmes phénomènes que précédemment.

4 h. 25. On replace l'animal sur le flanc gauche; malgré cela la tête tourne à gauche, bien que cette position gêne la rotation.

4 h. 35. Attaque pendant laquelle l'animal étendu sur le flanc gauche, décrit les trois quarts d'un cercle dont sa longueur serait le rayon et dont son derrière serait le centre autour duquel il pivoterait d'avant en arrière et de droite à gauche. — Temp. rect. 35,4.

4 h. 45. Attaque semblable à la précédente.

Série d'attaques revenant toutes les dix minutes, jusqu'à 5 h. 1/2, heure où l'animal est reporté dans sa niche.

6 h. 1/4. Le chien est vu par le garçon; il présente toujours les mêmes phénomènes.

13 octobre. Le chien est mort dans la nuit.

Le 15. *Nécropsie.*— L'ouverture de l'os est aux trois quarts bouchée par un tissu de nouvelle formation uni aux parties molles par des tractus fibro-celluleux.

Au niveau du trou fait sur la dure-mère pour faire pénétrer la canule, absence de cicatrisation, et présence d'un peu de pus.

La voûte crânienne est enlevée. La surface externe de la dure-mère ne présente rien d'anormal, sauf au niveau de l'ouverture par où a pénétré la canule; cette ouverture est encore conservée et est entourée par une petite zone inflammatoire de 3 à 4 millimètres d'étendue.

Sur la face interne de la dure-mère à gauche, au niveau où, d'après les mesures qui ont été prises, la cautérisation avec le nitrate d'argent a dû porter, on constate une pseudo-membrane de 1 à 2 millimètres d'épaisseur et ayant 1 centimètre carré d'étendue environ.

Cette pseudo-membrane, accolée à la face interne de la dure-mère, s'en détache assez facilement et celle-ci ne présente pas de congestion plus marquée à ce niveau qu'ailleurs; son siége exact, par rapport aux circonvolutions, se trouve sur la partie antérieure de la division postérieure de la circonvolution moyenne externe.

Le reste de la face interne de la dure-mère ne présente rien d'anormal.

La surface cérébrale présente une injection et une vascularisation très-prononcée, surtout au niveau et dans les environs de la pseudo-membrane. En avant, la congestion ne porte pas sur le gyrus sigmoïde et semble s'arrêter à ce niveau. Sur les côtés elle empiète quelque peu sur la troisième circonvolution externe; en arrière elle se prolonge jusqu'au niveau de l'ouverture du crâne, où là il existe une petite érosion sur la surface cérébrale déterminée mécaniquement très-probablement par l'introduction de la canule.

On fait plusieurs coupes pour s'assurer s'il n'existe pas de lésions profondes. On ne trouve d'altération que sur l'écorce aux points indiqués. Rien à la moelle et au bulbe.

En résumé, dans cette observation, nous constatons des troubles le troisième jour après l'opération, troubles consistant en convulsions limitées au côté droit de la face, en une tendance à la rotation de la tête, vers l'épaule gauche, et dans des mouvements de manége de droite à gauche. Le lendemain, à ces troubles persistants vient s'ajouter une série d'attaques épileptiques des plus franches, avec salivation abondante, dilatation pupillaire, attaques commençant par le côté droit et présentant plus d'intensité de ce côté. On a encore observé « la rotation en rayon de roue » de droite à gauche.

La sensibilité générale et le sens de la vue, peut-être un peu diminués du côté droit au début des accidents, ont paru abolis des deux côtés lorsque sont survenues les attaques épileptiformes.

La température normale, jusqu'au commencement des phénomènes convulsifs, s'est abaissée ensuite progressivement.

Ces troubles répondent, d'après l'examen nécropsique, à une lésion dont le maximum d'intensité siége à peu près au niveau de l'union de la division frontale avec la division postérieure de la circonvolution moyenne externe.

Obs. V. — Chien terrier, taille moyenne, déjà vieux.

17 octobre. L'animal ne présente rien de particulier. Temp. rect. 38,8; patte gauche antér. 19,8; postér. 15,6; patte droite antér. 20,2; postér. 15,2.

Le 19. T.R. 38,6; patte gauche antér. 16; post. 14; oreille gauche, 33; patte droite antér. 15,2, postér., 13; oreille droite, 32.

1 h. 30. On chloralise l'animal. Le chien s'endort facilement.

Incision des téguments. Pariétal gauche mis à nu. Ouverture faite dans l'os presque immédiatement en avant de la ligne courbe occipitale. Dure-mère saine.

Par l'ouverture de la dure-mère, on pousse la canule en avant dans une longueur de 1 centimètre 1/2 environ. On fait sortir l'extrémité de l'aiguille d'une longueur de 1 centimètre 1/2 au lieu de 7 à 8 millimètres (par erreur). On retire la canule, et après avoir suturé la plaie on met le chien près du feu, où il revient de son sommeil sans rien présenter que les phénomènes habituels dus au chloral.

4 h. Après le réveil complet, on ne note aucun phénomène spécial, soit du côté de la motilité, soit du côté de la sensibilité.

L'animal mange très-bien sa ration.

Le 20. 1 h. 15. L'animal a été vu dans la matinée par le garçon : il était couché tranquillement dans sa niche.

Quelques instants après son entrée dans le laboratoire, l'animal est entraîné comme irrésistiblement du côté droit, se met à tourner de gauche à droite, tombe sur le derrière, puis sur le dos, les pattes étant en l'air, et présente une attaque épileptique en tout semblable à celle des cobayes.

Après une minute environ de convulsions généralisées, le chien se remet sur ses pattes immédiatement et se met à tourner en manége de gauche à droite, fait ainsi cinq ou six tours. Dans sa marche un peu chancelante, l'animal lève les pattes haut et les lance comme un ataxique ; ces phénomènes sont plus marqués au côté droit.

Le chien se met ensuite à tourner de droite à gauche, puis s'arrête bientôt.

On lui examine les pupilles après l'attaque ; on ne trouve pas d'inégalité.

Lorsque l'animal est resté en place, on examine la sensibilité.

On marche sur ses pattes et on les lui pince : il les retire aussitôt du côté gauche et cherche à mordre. Du côté droit, au contraire, il les retire à peine et longtemps après l'excitation.

On lui pique, on lui chatouille les différentes parties de la face, oreilles, paupières, joues, lèvres, ailes du nez, narines, et tandis que l'on constate à gauche des mouvements réflexes rapides et intenses et que l'animal recule, on n'en observe que peu ou pas du côté droit et le chien reste en place.

En examinant les yeux de l'animal on s'aperçoit vite que tandis que l'un est vif et expressif, l'autre (le droit) est terne et grand ouvert. Quand on passe la main rapidement devant l'œil droit, on ne constate aucun clignement. Au contraire, à gauche, les paupières se ferment rapidement lorsqu'on répète la même exploration. On présente un morceau de sucre à l'animal devant l'œil gauche et il vient le prendre très-bien ; lorsqu'on fait la même chose à droite, l'animal laisse le morceau de sucre qu'il ne voit pas. Il ne parait pas néanmoins y avoir d'altération des milieux de l'œil.

Nous appelons l'animal, et tandis que le pavillon de l'oreille se dresse du côté gauche pour recueillir les ondes sonores, le pavillon de l'oreille droite reste inerte. De plus, et ce qui est caractéristique, nous nous mettons à gauche de l'animal et nous l'appelons, il se tourne du côté gauche; nous nous plaçons ensuite à droite et l'animal se tourne encore à gauche. Enfin, lorsque nous nous mettons directement en arrière, et que nous l'appelons, il se tourne toujours du côté gauche; par conséquent l'animal n'entend que du côté gauche.

1 h. 50. Au moment où l'on prend la température de l'animal, celui-ci étant sur les genoux du garçon, on observe une contracture de la patte antérieure droite, que l'on ne peut fléchir tant elle est raide. On change l'animal de côté pour voir si cela ne tient pas à la position et elle persiste jusqu'à ce qu'on ait mis l'animal par terre. T. R. 40; patte gauche antér., 14,3; postér., 15,6; oreille gauche, 36,2; patte droite antér., 15,2 : postér., 13,8; oreille droite, 37,6.

2 h. L'animal a gardé son intelligence qui est revenue immédiatement après l'attaque. Il s'inquiète de ce qui se passe autour de lui, cherche à sortir, se promène dans le laboratoire.

Aucune faiblesse apparente dans les membres ni d'un côté ni de l'autre.

2 h. 1/4. Le chien se couche tranquillement près du feu, se lèche et se met à dormir.

3 h. On lui donne à manger dans sa gamelle et il y court sans chanceler; il mange avec appétit.

Urines et selles normales après son repas.

Il revient se coucher près du feu, se lèche, se gratte le museau qu'il prend entre ses deux pattes; se couche indistinctement d'un côté et de l'autre.

3 h. 45. Nous répétons les mêmes explorations que précédemment pour étudier la sensibilité et les sens de l'animal, et nous trouvons que les mouvements réflexes se font mieux à droite qu'ils ne se faisaient. A gauche la sensibilité est toujours intacte.

4 h. 20. Nous pinçons les pattes de l'animal, nous lui chatouillons les paupières, les oreilles, les narines, et l'animal réagit presque aussi promptement à droite qu'à gauche.

Nous présentons un morceau de sucre au chien devant son œil droit, et il vient le prendre; nous lui en mettons un morceau par terre de ce côté et il le ramasse, chose qu'il ne faisait pas il y a un instant. A gauche la vue est intacte.

De même, lorsqu'on appelle l'animal, le pavillon de son oreille droite se dresse aussi bien que le gauche, et le chien tourne la tête à droite quand on l'appelle à droite, à gauche quand on l'appelle à gauche.

Le chien se promène dans le laboratoire, monte sur vous, répond aux caresses qu'on lui fait comme si de rien n'était.

5 h. 30. On l'emmène au chenil. En arrivant à la porte, l'animal se met à chanceler, puis tombe par terre et de nouveau présente une attaque épileptique des plus franches.

On l'apporte de nouveau au laboratoire, où il présente encore une attaque avec dilatation pupillaire et salivation abondante.

Bien que les convulsions soient générales, on peut s'assurer qu'elles sont plus intenses dans les muscles de la face, du côté droit.

Pas d'affaissement après l'attaque ;au contraire, l'animal se relève, se met à tourner en manége de droite à gauche et fait ainsi sept ou huit tours. Dans sa marche, le chien jette ses pattes antérieures en avant.

Nous examinons la sensibilité comme précédemment et nous ne notons qu'un peu de diminution à droite.

Le 21. 9 h. 30 du matin. Le chien est dans sa niche, tranquille. On l'appelle, il se lève et vient près de la porte, ne présente rien d'anormal en apparence.

1 h. 30. L'animal a été apporté au laboratoire vers midi et demi. Le garçon l'a trouvé en convulsions. Maintenant il continue à présenter des convulsions généralisées, mais plus intenses du côté droit.

Ces convulsions ayant perdu le caractère d'attaques franchement épileptiformes, reviennent néanmoins plus fortes par accès, mais il n'y a pas d'intervalle complet de repos.

Dans cet intervalle, en effet, on constate : des mouvements convulsifs fibrillaires dans les mucles de l'oreille, de la paupière, de la joue, de la lèvre et l'aile du nez à droite. On en observe également dans les muscles de l'épaule droite.

Le côté droit de la face est contracturé et raccourci. La lèvre et la narine sont tirées de ce côté et en arrière, ce qui rend la figure très-grimaçante.

Léger strabisme interne, ou du moins rotation de l'œil droit à gauche. Pas d'inégalité des pupilles. Elles ne sont pas dilatées en dehors des attaques.

De temps en temps, contracture de la patte droite antérieure, et convulsions localisées dans cette patte.

Rotation de la tête à droite en dehors des attaques.

2 h. 30. Attaques successives, pendant lesquelles la tête se tourne à gauche et en arrière. L'animal est entraîné avec force de ce côté et tombe à la renverse. Les convulsions, d'abord limitées du côté droit, se généralisent et l'animal, étendu sur le flanc gauche, tourne dans un cercle dont sa longueur même serait le rayon et son derrière le centre autour duquel il pivoterait de droite à gauche.

Dilatation pupillaire énorme. Erection au début de l'attaque. Les convulsions sont peut-être plus intenses à droite.

3 h. Ces attaques reviennent à peu près toutes les dix minutes. Dans l'intervalle de l'une d'elles on prend la température de l'animal : T. R. 41, 6; patte gauche antér. 34; postér. 33, 8; patte droite antér. 34, 6; postér. 36.

3 h. 20. Après une nouvelle attaque, on appelle l'animal, et il vous regarde, mais du côté gauche. On lui passe la main brusquement à droite et à gauche devant chaque œil, et tandis qu'à gauche on observe des clignements réflexes, à droite on n'en détermine pas. Il n'y a dans la paupière de ce côté que de rares clignements spontanés.

On marche sur les pattes de l'animal, on lui pique les différentes régions de la face, et on ne détermine que très-peu de mouvements réflexes du côté droit. A gauche, au contraire, l'animal retire immédiatement ses pattes, recule quand on lui pique la face de ce côté et se plaint. Différence très-marquée.

4 h. L'animal présente toujours les mêmes phénomènes.

5 h. 45. Les convulsions sont très-diminuées d'intensité, on reporte l'animal dans sa niche.

Le 22. 9 h. du matin. Le chien est vu par le garçon; il n'a plus de convulsions. Il n'a pas mangé sa ration.

1 h. 30. L'animal n'a plus de convulsions ni de contracture, sauf un peu dans les muscles de la face qui est un peu contracturée à droite et grimaçante de ce côté.

Abattement considérable. L'animal ne tient pas debout. Les pattes droites surtout fléchissent sous lui, lorsqu'en le soulevant par-dessous le ventre, on le replace sur le sol.

Quand on appelle le chien, il se tourne du côté gauche : son intelligence paraît conservée.

Lorsqu'on lui pince les pattes, il retire les pattes gauches, retire à peine ou pas celles du côté droit.

Il secoue la tête lorsqu'on lui introduit un corps étranger dans la narine du côté gauche ou la face interne du pavillon de l'oreillle, ne bouge pas lorsqu'on lui fait la même chose à droite.

Lorsqu'on lui présente un morceau de sucre devant l'œil gauche, l'animal le suit et cherche à le saisir. Lorsqu'on le lui présente devant l'œil droit, il ne s'en occupe pas.

Les deux pupilles sont rétrécies. T. R. 39,2; patte gauche antér. 14,5; postér. 13,8; patte droite antér. 16; postér. 14,2.

4 h. 30. Même état. T. R. 39; patte gauche antér. 13; postér. 13,4; patte droite antér. 12,8; postér. 12,7.

5 h. 15. Petite attaque convulsive, dans laquelle la tête se tourne fortement à gauche et en arrière. Convulsions générales; tout rentre dans l'ordre après quelques secondes.

Au moment où on le reporte au chenil, on observe de nouveau deux attaques convulsives avec rotation de la tête à gauche et rotation de l'animal sur lui-même comme précédemment (rotation en rayon de roue).

Ces attaques ont duré environ deux à trois minutes chacune, et l'animal est revenu à l'état qu'il présentait auparavant.

Le 28, 8 h. 30. L'animal, vu par le garçon, repose tranquillement dans sa niche.

1 h. 30. L'animal va mieux qu'hier; il peut marcher, mais pas très-solidement; il chancèle souvent et est entraîné, surtout du côté gauche.

La patte droite antérieure fléchit souvent, et le chien râcle le sol avec le dos de cette patte. De plus, il lève très-haut sa patte droite postérieure. Les mouvements de ce côté sont incertains, tandis qu'à gauche ils sont précis.

Lorsqu'on appelle l'animal, il vient et il tourne la tête toujours à gauche, il semble n'entendre que de ce côté.

On étudie la sensibilité en répétant les explorations habituelles, et l'on constate que, la sensibilité très-bien conservée à gauche, est très-obtuse sinon abolie du côté droit.

La vue à droite est également très-diminuée sinon perdue. L'animal heurte tous les objets qu'il rencontre du côté droit.

Les pupilles sont revenues à l'état normal. T. R. 37,6; patte gauche antér. 26,2; postér. 25; patte droite antér. 27; postér. 25.

4 h Le chien est resté dans le même état tout le temps; il a dormi. On lui a présenté à manger; il a essayé de se nourrir, mais n'a pu réussir malgré ses essais, il semble qu'il ait de la difficulté à ouvrir la gueule, cependant, il n'y a pas de contracture des mâchoires. Il s'est levé par deux fois, a fait quelques pas, puis il s'est recouché.

Le 14, 1 h. Prostration très-grande. Le chien n'a rien mangé hier soir.

Il ne peut plus se tenir sur ses jambes qu'avec la plus grande difficulté. Le train postérieur est le plus faible. Il peut se dresser encore sur sa patte gauche antérieure, tandis qu'à droite il repose sur le dos de sa patte.

L'animal voit à côté de lui un os de poulet; il cherche à le saisir, le prend avec ses dents, mais ne peut le mâcher. Tout ce que l'animal saisit, c'est du côté gauche. On lui met un morceau de sucre dans la gueule du côté gauche; il le mange. Du côté droit, ce morceau de sucre reste sous la lèvre et tombe par terre au bout de quelques instants.

La pupille droite est plus petite que la gauche.

L'animal présente des mouvements choréiformes dans les pattes postérieures surtout. Il y a des mouvements simultanés de flexion dans le membre posérieur droit, d'extension dans le membre postérieur gauche.

On observe également quelques mouvements dans la patte droite antérieure. Rien dans la gauche.

Pas de mouvements convulsifs dans la face. Toujours rotation de la tête à gauche. T. R. 37; Resp. 15; patte gauche antér. 12,8; postér. 13; patte droite antér. 13,8; postér. 14.

4. h. Expulsion de matières fécales liquides, noirâtres.

Le 25. Nous sommes étonnés de ne pas trouver le chien mort ou près de mourir. Il n'a pu rien manger, s'affaiblit de plus en plus. Amaigrissement prodigieux.

L'animal semble avoir gardé son intelligence; on peut éveiller son attention en l'appelant.

Nous faisons les mêmes explorations que les jours précédents pour étudier sa sensibilité et ses sens, et nous constatons toujours leur intégrité à gauche, leur diminution très-grande sinon leur abolition à droite.

Pupilles à peu près normales, cependant la droite est un peu plus petite.

Nous constatons toujours des mouvements simultanés de flexion dans le membre postérieur droit, d'extension dnns le membre gauche.

Quelques mouvements choréiformes dans la patte antérieure droite. Rien par ailleurs. T. R. 36.

Le 26. Hier soir on avait mis un plat de soupe dans la niche du chien, et il était vide ce matin.

Le chien ne va pas plus mal, au contraire.

Même abolition de la sensibilié, de la vue, de l'ouïe à droite.

Mais les mouvements choréiformes ont disparu. Le chien ne présente plus qu'un tremblement analogue à celui que présente les chiens qui reviennent du sommeil produit par le chloral, par exemple.

2 heures. On lui donne une gamelle pleine d'aliments et il la mange gloutonnement.

L'animal après cela paraît plus fort, il semble renaître à la vie. On le nettoie avec soin, et on lui lave les membres postérieurs tout couverts de matières fécales noirâtres que l'animal a rendues les jours précédents. Temp. rectale, 37,6.

Le 27 octobre, 1 h. 30. L'animal a mangé hier soir.

L'état général est moins mauvais. Le chien s'occupe de ce qui se passe autour de lui, regarde à gauche quand on l'appelle, prend un morceau de sucre quand on le lui présents du côté gauche.

Toujours mêmes troubles de la sensibilité.

On lui donne à manger. Sa tête s'incline toujours du côté gauche. Il mange gloutonnement une assiette d'aliments, il les saisit toujours du côté gauche. Quand on les lui présente du côté droit il les prend beaucoup plus difficilement que du côté gauche et le plus souvent il les laisse tomber ou les garde entre les lèvres et les arcades dentaires.

Les pupilles sont toutes deux rétrécies.

On constate aujourd'hui des mouvements choréiformes de peu d'étendue dans les membres du côté droit. Les mouvements sont toutefois plus étendus dans la patte droite postérieure. Quelques convulsions dans les muscles de l'aile du nez et des paupières de ce côté. A gauche rien d'anormal. Temp. rectale 35,8. On prend la température par deux fois pour contrôler le résultat.

Au toucher la patte antérieure droite est sensiblement plus chaude que les autres ; patte gauche antérieure 16 ; postérieure 17,8 ; patte droite antérieure 27 ; postérieure 17,4.

3 h. 30. Même état, on reporte le chien dans sa niche.

Le 28. 1 h. 30. L'animal ne sait plus se tenir debout sur ses pattes. La patte antérieure gauche seule semble plus solide que les autres.

L'animal ne va pas plus mal. Il mange très-gloutonnement ce qu'on lui donne, prend du sucre qu'on lui présente quand c'est du côté gauche. Il s'occupe de ce qui se passe autour de lui. Plus de diarrhée. Selles normales. Mêmes troubles de la sensibilité et des sens de la vue et de l'ouïe. Pupilles un peu rétrécies. Un peu de kératite plus prononcée à droite.

Au membre antérieur droit, à la partie inférieure de la jambe, abcès qui s'est ouvert et d'où s'écoule du pus ; nous trouvons là la cause de l'élévation de température dans cette patte, que l'on constatait hier.

Quelques mouvements convulsifs dans les pattes droites seulement. Temp. rectale 36.

Le 29. Le chien est trouvé mort dans sa niche : il a dû mourir au milieu de convulsions, car la paille de sa niche est éparpillée de côté et d'autre.

1 h. 30. *Nécropsie.* — Dure-mère absolument intacte, soit à l'extérieur soit à l'intérieur.

En arrière, sur le lobe occipital, au niveau de l'ouverture faite dans l'os, la surface cérébrale de l'hémisphère gauche présente une espèce de bourgeon saillant de 5 à 6 millimètres de largeur entouré d'une petite zone de congestion. Au moment de l'opération la substance cérébrale a été probablement contusionnée à ce niveau, mais ce n'est pas la lésion qui a déterminé les accidents ainsi que des expériences ultérieures le démontreront.

En avant de ce point, à 1 centimètre ou 1 centimètre et demi on constate sur la surface cérébrale une petite tache ocreuse large de 4 millimètres environ ; mais si la cautérisation semble avoir été plus forte en cet endroit, elle a touché également les parties situées immédiatement en avant. Aussi les parties qui sont intermédiaires entre cette petite tache et le gyrus sigmoïde sont-elle les siége d'une coloration rosée spéciale qui tranche avec la couleur blanche de la circonvolution sigmoïde, intacte en grande partie, et les parties correspondantes de l'hémisphère droit, également saines. Sur les parties latérales cette congestion porte sur le commencement des divisions frontales des circonvolutions moyenne et inférieure externes. La division postérieure de la circonvolution externe inférieure n'est atteinte que dans ses parties qui avoisinent la circonvolution moyenne. Ramollissement évident de ces différentes régions. Pas de lésion profonde.

La moelle et le bulbe ne présentent rien de spécial pas plus que les bandelettes optiques et le chiasma.

L'animal présente à l'avant-bras du côté droit un abcès assez vaste qui a fusé en divers sens dans les interstices musculaires.

Le poumon, le foie, la rate et les reins ne présentent rien de particulier.

Les accidents sont survenus chez ce chien dès le lendemain de l'opération ; ils ont consisté dans deux attaques épileptiformes des plus intenses, avec mouvement de manége aussitôt après, soit dans un sens, soit dans l'autre. Le chien, comme d'autres d'ailleurs, n'a pas présenté de période d'affaissement après l'attaque, il a pu se relever aussitôt. Ce qu'il y a eu de plus intéressant, c'est la disparition de la sensibilité générale et spéciale de la vue et de l'ouïe du côté droit, après la première attaque épileptique ; mais ces troubles ont été passagers d'abord, et tout est rentré dans l'ordre au bout de quelques heures. Il est très-probable qu'il n'y a eu, comme cause occasionnelle de ces phénomènes, qu'une congestion passagère, mais cette congestion a fait place les jours suivants à une véritable inflammation, et les troubles de la sensibilité ont reparu pour persister définitivement.

Les phénomènes convulsifs se sont localisés spécialement dans les muscles de la face du côté droit, puis de nouvelles attaques épileptiformes très-violentes avec salivation abondante, dilatation pupillaire, et une fois érection de la verge au début, sont venues s'ajouter fréquemment aux phénomènes convulsifs de la face. Les convulsions ont été plus intenses dans les membres du côté droit ; la rotation de la tête a eu lieu la plupart du temps vers l'épaule gauche. Des mouvements de manége, et la rotation en rayon de roue ont eu lieu également dans le même sens.

Plus tard, ces attaques épileptiformes ont disparu ; des mouvements choréiformes ont été observés dans les deux membres postérieurs ; puis enfin on a vu de l'ataxie et de la faiblesse paralytique, spécialement dans les membres du côté droit, et de temps en temps des mouvements choréiformes limités à ces membres.

Les troubles de la sensibilité générale et tactile, des sens de la vue et de l'ouïe, ont persisté. L'irritation mécanique de la narine du côté droit ne donnait lieu à aucun mouvement réflexe. Nous avons introduit souvent des aliments et du sucre dans la gueule de l'animal ; du côté droit, il ne les prenait jamais, tandis que du côté gauche il les saisissait avec avidité. Evidemment le goût a été aboli dans ce cas du côté droit. Malheureusement l'odorat n'a pas été examiné.

Nous notons le rétrécissement pupillaire, qui semble avoir été toujours plus marqué du côté droit.

L'amaigrissement considérable, malgré la gloutonnerie de l'animal, l'abaissement de la température centrale, la kératite et l'abcès du membre antérieur sont encore des phénomènes intéressants à relever dans cette observation.

Obs. VI. — Chienne mâtinée, terrier, noire, petite taille.

Le 24 octobre. L'animal ne présente rien de particulier. Temp. rectale, 38,6. Pouls 100. Resp. 16 ; patte gauche antérieure 30,5 ; postérieure 25 ; patte droite antérieure 30,4 ; postérieure 23,2.

Le 25. 2 h. 30. On opère l'animal. Le pariétal gauche est mis à découvert à la partie postérieure. Ouverture faite dans l'os de 1 centimètre, au moins sinon plus. La dure-mère nous paraît intacte. Par la petite boutonnière pratiquée au milieu de cette partie de la dure-mère mise à nu, on glisse sous cette membrane la canule dans une longueur de 7 à 8 millimètres. On fait sortir l'extrémité de l'aiguille chargée de nitrate d'argent, et on la laisse en contact avec la surface cérébrale d'abord en arrière, puis sur les parties latérales, puis un peu en avant de l'ouverture par laquelle a pénétré la canule, de sorte que la cautérisation porte à peu près dans les limites de l'ouverture faite à l'os. Le reste de l'opération ne présente rien de particulier.

3 h. 1/2. Le chien est reporté dans sa niche où il se réveille bientôt. Il mange avec appétit le soir.

Le 26. 1 h. 1/2. Le chien est amené au laboratoire. Il est complètement revenu à l'état normal. Il paraît aussi bien portant, aussi gai, aussi caressant qu'avant l'opération.

Aucun trouble de la motilité.

On interroge la sensibilité sous tous ses modes et il est impossible de trouver le moindre trouble. Sens intacts. Pupilles égales. Temp. rectale 38,2 ; patte gauche antérieure, 35 ; postérieure, 35,2 ; patte droite antérieure, 34,4 ; postérieure 35,6.

Le 27. 1 h. 30. L'animal va très-bien. Il a bien mangé hier soir et ce matin.

Nul trouble, soit de la motilité, soit de la sensibilité, soit des sens. Pupilles normales.

L'intelligence n'est nullement affaiblie. L'animal comprend très-bien ce qu'on lui ordonne de faire, se montre triste si on le gronde ; au contraire, il est très-enjoué, très-caressant, si on le flatte et si on lui dit qu'il est beau. Temp. rectale 38,4. Pouls 95 ; patte gauche antérieure 29,4 ; postérieure, 28 ; patte droite antérieure, 30 ; postérieure 26.

Le 28. 1 h. 1/2. Aucun changement dans l'état de l'animal. La plaie de la tête va très-bien.

Nous examinons avec le plus grand soin la sensibilité, les sens et la motilité : aucun trouble. Temp. rectale, 38,6. Pouls 100. Resp. 15 ; patte gauche antérieure ; 16,4 ; postérieure 16,2 ; patte droite antérieure 18,5 ; postérieure 16,4.

Le 29. Absolument rien de nouveau. L'animal paraît très-bien portant. Légère suppuration de sa plaie. Temp. rectale 39°. Pouls 110 ; patte gauche antérieure 23,5 ; postérieure 32,2 ; patte droite antérieure 24,4 ; postérieure, 33,6.

Le 30. 1 h. Le chien continue à aller très-bien. Temp. rectale 39,2. Pouls 110. Resp. 18 ; patte gauche antérieure 27,6 ; postérieure, 23,2 ; patte droite antérieure 26,4 ; postérieure 23.

4 h. L'animal étant resté couché sur une chaise : patte gauche antérieure 24,5 ; postérieure 28 ; patte droite antérieure 26 ; postérieure, 26.

Le 31. Pas de trouble appréciable. Temp. rectale 38,4. Pouls 95. Patte gauche antérieure 36,6 ; postérieure 38 ; patte droite antérieure 37,2 ; postérieure, 37,8.

Le 1er novembre. L'animal est vu dans sa niche, très-bien portant.

Le 2. 1 h. 1[2. Aucun trouble soit de la motilité, soit de la sensibilité, soit des sens, soit de l'intelligence.

L'animal mange très-bien, ne présente aucun trouble des différentes fonctions de l'économie.

La plaie de la tête est en bon état. Légère suppuration. Temp. rectale 38,2. Pouls 90 ; patte gauche antérieure 17,2 ; postérieure 17 ; patte droite antérieure 18,4 ; postérieure 19.

Le 3. 2 h. 1|2. Pas de changement dans l'état de l'animal. Temp. rect. 38,4 ; patte gauche antérieure 20,8 ; postérieure 20,2 ; patte droite antérieure 22,4 ; postérieure 22,8

Chute des ligatures de la plaie de la tête. Réunion par première intention de la partie postérieure des lèvres de la plaie.

Le 4. Temp. rectale 38,6 ; patte gauche antérieure 26, 4 ; postérieure 28 ; patte droite antérieure 29,2 ; postérieure 30.

Le 5. Aucun trouble.

Le chien a continué a bien se porter. Sa plaie s'est complètement cicatrisée. Nous n'avons jamais pu, les jours suivants, découvrir chez lui le moindre phénomène anormal.

Le 22. On tue le chien avec une injection sous-cutanée de chlorhydrate de strychnine.

Nécropsie le 23.

Incision des parties molles cicatrisées. L'ouverture de l'os est bouchée complètement pas un tissu de cicatrice de consistance fibreuse, adhérente aux parties molles.

La voûte du est crâne enlevée. La dure-mère ne présente rien d'anormal à sa surface externe, sauf dans le point, de l'étendue de 2 millimètres environ, où a pénétré la canule. En ce point la dure-mère est adhérente à la circatrice. Partout ailleurs elle en est séparée complètement.

La face interne au contraire est adhérente à la surface cérébrale dans une étendue de 1 centimètre environ, dans les parties où a porté l'action du nitrate d'argent, c'est-à-dire à gauche sur la partie postérieure de la circonvolution externe inférieure et de la circonvolution externe moyenne (division supérieure et division inférieure). A ce niveau la surface cérébrale présente une teinte rouillée manifeste, et est certainement plus flasque que les parties voisines. et les parties correspondantes de l'hémisphère droit.

Cette observation, par cela même qu'elle présente des résultats négatifs, n'en est pas moins intéressante en ce qu'elle apporte une preuve de plus à l'opinion généralement admise de l'inexcitabilité des lobes postérieurs, opinion basée non-seulement sur les données expérimentales récentes, mais, depuis longtemps, sur les faits cliniques.

Nous avons recherché avec soin s'il n'existait pas quelques troubles dans les fonctions digestives, la perte de l'appétit, par exemple ; nous n'avons pu rien découvrir d'anormal. Détail intéressant : à l'autopsie de cette chienne, on a trouvé dans son utérus, trois petits chiens qui, évidemment, sont morts avec leur mère, vu leur état de conservation. La lésion cérébrale ne paraît pas avoir eu d'influence sur leur développement.

Obs. VII. — Chien braque mâtiné, vigoureux.

3 novembre. L'animal ne présente aucun trouble appréciable. Temp. rectale 38,9 ; patte gauche antérieure 16,2 ; patte droite antérieure 15,4 ; patte gauche postérieure 15,2 ; patte droite postérieure 14,8. Pouls 95.

Le 5. 2 heures. On découvre le pariétal droit. Ouverture faite dans l'os de l'étendue de 1 centimètre environ sur sa partie moyenne. La dure-mère est intacte, et par la petite ouverture pratiquée sur cette membrane on glisse en avant la canule dans la longueur de 1 centimètre environ. L'aiguille chargée de nitrate d'argent est poussée hors de la canule dans une longueur de 7 à 8 millimètres. Mouvements de droite à gauche imprimés à l'extrémité de cette aiguille sur la surface cérébrale dans les parties antérieures. L'aiguille fortement chargée de nitrate d'argent est laissée en contact avec la surface corticale plus longtemps que de coutume. Il sort un peu de liquide céphalo-rachidien par l'ouverture de la dure-mère. Pas autre chose de particulier dans le reste de l'opération.

3 heures 30. L'animal encore endormi est reporté dans sa niche.

Le 6. Le chien a bien mangé cette nuit, après son réveil complet, et ce matin.

1 heure et demie. L'animal est aussi gai, aussi caressant qu'avant l'opération. Il vient à vous quand on l'appelle, prend un morceau de sucre qu'on lui donne.

On marche sur les pattes de l'animal, on les lui pince, et il les retire vivement aussi bien à gauche qu'à droite. On lui chatouille et on lui pique le nez, les joues, les paupières, les oreilles, et il réagit aussi bien d'un côté que de l'autre.

On lui passe vivement la main devant l'œil droit et l'œil gauche successivement, et on constate à chaque fois un clignement des paupières. On lui présente alternativement devant chaque œil un morceau de sucre, et il vient le saisir, preuve qu'il voit aussi bien à gauche qu'à droite. Quand on l'appelle, il se tourne tantôt à gauche, tantôt à droite, indistinctement. L'ouïe ne paraît pas diminuée d'un côté plutôt que de l'autre. Les pupilles sont normales. Quand l'animal marche, il semble moins adroit de sa patte antérieure droite; il la lance en haut et en avant plus que la gauche; de plus, il ne s'appuie sur cette patte droite que par l'extrémité des orteils. Aucun trouble de la motilité n'est noté par ailleurs, soit dans la face, soit dans les membres postérieurs. Temp. rectale : 39,4; patte gauche antérieure 31,5; postérieure 22; patte droite antérieure 30,2; postérieure 20,8. L'animal est resté près du feu jusqu'à quatre heures et demie, et n'a rien présenté d'anormal.

Le 7. 2 heures 15. L'animal a bien mangé hier soir. Aujourd'hui, il semble un peu moins enjoué, un peu moins caressant. Il se couche volontiers près du feu, ne s'inquiète pas de ce qui se passe autour de lui; il est un peu apathique. On répète les mêmes explorations qu'hier et on ne constate aucun trouble de la sensibilité et des sens. On fait marcher l'animal pendant un certain temps, et les troubles observés hier dans la patte antérieure droite sont moins nets. Le chien d'ailleurs semble aujourd'hui jeter en avant sa patte antérieure gauche aussi bien que la droite, et il s'appuie plus volontiers qu'hier sur cette dernière. Temp. rectale 39,4; patte gauche antérieure 30,2; postérieure 37; patte droite antérieure 30,6; postérieure 36,4.

3 heures 15. Le chien se met à se promener dans le laboratoire, et pendant cinq à six minutes nous le voyons fléchir fréquemment sur ses pattes gauches antérieure et postérieure, et racler le sol avec le dos de ces pattes. Il tombe même plusieurs fois sur le derrière et du côté gauche. Aucun autre trouble de la motilité n'est constaté. La sensibilité interrogée de nouveau est intacte. Au bout de cinq à six minutes les troubles précédemment décrits disparaissent; tout rentre dans l'ordre, et la faiblesse ne semble plus exister ni à gauche ni à droite.

5 heures. Le chien est reporté au chenil.

Le 8. L'animal a bien mangé hier soir sa ration. Ce matin, à six heures et demie, il est trouvé par le garçon du laboratoire dans l'état que nous constatons maintenant.

1 heure et demie. L'animal est étendu sur le flanc droit, les deux membres de ce côté étendus, mais non contracturés. Les membres gauches, et surtout le postérieur, sont agités de mouvements convulsifs cloniques intenses et continuels. Rien de semblable à droite. La lèvre, l'aide du nez, l'orbiculaire des paupières, le pavillon de l'oreille du côté gauche sont également le siége de mouvements convulsifs, tandis que nous n'en observons pas à droite. La queue relevée sur le dos, et tirée du côté gauche, présente aussi continuellement des convulsions.

De temps en temps ces convulsions s'accentuent tout en restant unilatérales, prennent le caractère d'attaques épileptiformes, c'est-à-dire que les mâchoires se contractent violemment, que la langue semble opérer dans la gueule de l'animal comme des mouvements de succion, que nous observons une abondante salivation, et une dilatation pupillaire à gauche seulement, c'est-à-dire du côté où l'animal a des convulsions. Cela dure quelques instants, après quoi l'animal fait quelques inspirations profondes. Mais il n'y a pas de repos complet, et dans l'intervalle des attaques, convulsions faibles dans la face et les membres du côté gauche. Rotation très-marquée de la tête vers l'épaule droite, c'est-à-dire du côté correspondant à la lésion. Si on soulève l'animal en le prenant par-dessous le ventre, ou bien si on le met sur le flanc gauche la tête va toucher la fesse droite. Dans cette situation, nous n'observons pas plus de mouvements convulsifs du côté droit que lorsque l'animal est étendu sur le flanc droit. Temp. rectale : 39,6.

4 heures 30. Plus d'attaques épileptiformes. Mais des mouvements convulsifs, moins forts il est vrai, s'observent dans la face et les membres du côté gauche. Ils sont plus prononcés dans le membre gauche postérieur.

Nous étudions la sensibilité par les procédés indiqués précédemment, et nous constatons qu'elle est sûrement conservée à droite. L'animal retire ses pattes droites brusquement, et se plaint lorsqu'on marche dessus. A gauche, elle est peut-être diminuée? Comme les mouvements convulsifs sont continuels de ce côté, on ne peut savoir si les mouvements produits au moment où l'on excite l'animal sont des mouvements réflexes, ou si ce sont les mouvements convulsifs qui continuent. L'animal semble n'avoir pas perdu connaissance, il dirige les yeux et prête l'oreille du côté où on l'appelle.

4 heures 45. On lui donne un plat de lait et il le boit gloutonnement, tout en conservant ses convulsions et sa rotation de la tête à droite. L'animal sent et voit certainement bien à droite. A gauche, il est impossible de le dire. T. R. : 39. Il est très-difficile de compter les battements cardiaques et les mouvements respiratoires. A cause des convulsions, on ne peut prendre la température des pattes.

5 heures. Même état.

Le 9. L'animal est vu ce matin par le garçon du laboratoire dans le même état qu'hier soir. Il a mangé.

1 heure 30. L'animal ne peut se tenir sur ses jambes. Toujours rotation de la tête à droite. Diminution sensible dans l'intensité des convulsions. Ce ne sont plus que de petites secousses portant dans les membres du côté gauche, dans les muscles de l'aile du nez, des lèvres du même côté; elles sont rares dans l'oreille, et l'orbiculaire des paupières de ce côté. A droite rien, sinon quelques mouvements convulsifs dans l'aile du nez et la lèvre; mais ces secousses ont beaucoup moins d'intensité qu'à gauche.

Il est aujourd'hui plus facile d'étudier sa sensibilité, l'animal ayant moins de convulsions et ayant conservé son intelligence. A droite, on marche sur les pattes de l'animal et il les retire brusquement et cherche à mordre. On lui pique le côté droit de la face, on lui met un corps étranger dans la narine, et l'animal recule et secoue la tête en faisant des grimaces.

En répétant les mêmes excitations à gauche, l'animal ne manifeste aucune douleur, aucun mouvement réflexe.

On passe brusquement la main devant chaque œil, et tandis qu'à droite on observe un clignement de la paupière à chaque fois, à gauche, au contraire, on n'observe rien de semblable, la paupière reste grande ouverte. On lui présente un morceau de sucre du côté droit, il vient le saisir; on lui présente ce morceau de sucre devant l'œil gauche, et l'animal ne bouge pas. L'œil de ce côté nous paraît néanmoins tout à fait intact aussi bien que le droit. Pupilles normales.

L'ouïe nous semble diminuée également à gauche, mais ce n'est pas aussi net que dans une observation précédente. L'animal, quand on l'appelle, tourne cependant plus souvent la tête du côté droit, comme s'il entendait mieux par ce côté. T. R. 40. Respiration accélérée, 27 mouvements respiratoires. Pouls 130. Patte gauche antérieure, 38, postérieure, 36; patte droite antérieure, 37,8, postérieure, 37,4.

2 h. 15. L'animal examiné de nouveau se présente toujours dans le même état.

5 h. 38. L'animal mange très-bien la nourriture qu'on lui apporte.

Le 10. Jusqu'à midi l'animal a présenté les mêmes phénomènes qu'hier.

A midi on ne note plus que quelques mouvements convulsifs dans la patte gauche antérieure.

5 heures. L'animal est abattu. Il mange avec moins d'appétit qu'hier.

Le 11. 9 h. du matin. Le chien est dans sa niche, étendu sur le flanc droit. Aucun mouvement convulsif. On pince l'animal sur les différentes parties du corps, et on constate que la sensibilité est un peu obtuse à droite, mais abolie à gauche. Il ne manifeste aucun mouvement réflexe de ce côté.

1 heure. L'animal essaye de se mettre debout, et n'y parvient pas. Dans ces essais, on constate que l'animal peut se soutenir seulement sur sa patte droite antérieure, tandis que sa patte gauche antérieure fléchit sous lui. Il ne parvient pas à se mettre debout sur les pattes postérieures, de sorte qu'on ne peut dire laquelle est la plus faible.

Le chien incline la tête toujours à droite, et il a de la tendance à tourner sur lui-même de ce côté. Il se meut ainsi de gauche à droite en s'appuyant sur ses pattes antérieures, la droite étant complètement étendue, tandis que l'animal s'appuye sur le dos du poignet de sa patte gauche. Le train postérieur semble paralysé.

On ne constate en fait de convulsions aujourd'hui que quelques mouvements fibrillaires dans les muscles de l'épaule gauche.

Viel.

La queue est aujourd'hui flasque et ne présente plus de mouvements convulsifs. Les muscles du pavillon de l'oreille gauche sont paralysés, et l'oreille est affaissée de ce côté, tandis qu'à droite elle est encore dressée. La levre est peut-être également plus pendante à gauche qu'à droite.

La sensibilité est un peu obtuse à droite. Cependant l'animal retire ses pattes droites lorsqu'on marche dessus et se plaint, cligne la paupière et remue son oreille lorsqu'on les chatouille à droite.

Mais à gauche on ne peut obtenir aucun mouvement réflexe en répétant les mêmes excitations dans les parties correspondantes.

On constate aujourd'hui un affaiblissement très-marqué de l'animal, et surtout un amaigrissement considérable. Les yeux sont excavés, et les globes oculaires renfoncés dans leurs orbites. Les paupières sont flasques et fermées. De plus une sécrétion purulente abondante s'écoule de chaque œil, couvre la cornée et empêche de voir l'état des pupilles.

2 heures et demie. On nettoye les yeux de l'animal avec plusieurs injections d'eau fraîche, et avec de la conjonctivite on peut constater de la kératite dans les deux yeux ; mais tandis qu'à droite la cornée es peu malade, ne présente que quelques opacités et permet de voir facilement l'état de la pupille qui est très-rétrécie, presque punctiforme, à gauche, au contraire, elle présente une ulcération assez profonde à la partie supérieure, et à cause des nombreuses opacités il faut de l'attention pour pouvoir juger de l'état de la pupille qui est également rétrécie de ce côté. L'animal entre-ouvre de nouveau les yeux.

A causé de l'état des pupilles, on ne peut étudier la vue aussi nettement que les jours précédents. Cependant, lorsqu'on approche la main de l'œil droit, l'animal recule en arrière. Il ne fait rien de semblable lorsqu'on fait la même chose à gauche.

Lorsqu'on appelle l'animal, il prête l'oreille à droite et se tourne de ce côté. A gauche l'oreille reste flasque, ce qui n'est guère étonnant puisqu'elle est paralysée, mais l'animal ne se tourne pas de ce côté. T. R. 35,8. Pouls 120. 12 inspirations. Patte antérieure gauche, 14, postérieure, 15 ; patte antérieure droite, 13,8, postérieure, 16,4.

3 heures. Par trois fois, nous voyons le chien ouvrir largement la gueule et chercher avec ses pattes antérieures introduites dedans comme à se débarrasser de quelque chose qui le gênerait dans le palais.

4 heures et demie. Plusieurs fois l'animal ouvre la gueule, abaisse fortement la mâchoire inférieure, et presque convulsivement, relève ses lèvres supérieures, et surtout la droite, fait ainsi une grimace comme le font les chiens qui ont pris une substance désagréable au goût, pendant qu'avec ses pattes antérieures il cherche à se débarrasser comme d'un corps étranger.

Le 12. 1 heure. Affaiblissement de plus en plus complet. Paralysie très-marquée du côté gauche dans les membres, le pavillon de l'oreille et les lèvres. Sensibilité encore conservée du côté droit, abolie à gauche.

Intelligence très-obtuse. La vue et l'ouïe ne peuvent être facilement étudiées. T. R. 32 (prise par deux fois). Pouls, 72. Respiration, 10. Patte gauche antérieure, 14, postérieure, 13,8; patte droite antérieure, 16, postérieure 14,6.

4 h. 20. L'animal est agité, cherche à se lever. On le change de côté, il manifeste la même agitation, il se plaint.

Le 13. Le chien est trouvé mort ce matin. Il y avait un trou à la porte de sa niche, qui est élevée au-dessus du sol de 1 mètre 50 de hauteur. L'animal est tombé de cette hauteur, et on a trouvé la paille de sa niche éparpillée. Il est probable que l'animal a eu des convulsions avant de mourir.

Le 14. *Nécropsie.* — Incision des parties molles. L'ouverture de l'os est en grande partie bouchée par des espèces de bourgeons charnus développés sur la face externe de la dure-mère. Ces bourgeons charnus ne sont pas adhérents aux parties molles extérieures et sécrètent du pus.

Ouverture du crâne. La surface externe de la dure-mère est partout intacte, sauf au niveau de l'ouverture de l'os.

La surface interne est examinée, et dans une étendue de 2 centimètres à 2 centimètres et demi, on constate l'existence de fausses membranes très-minces, siégeant sur les parties antérieures de la division postérieure des circonvolutions externes, et un peu sur le gyrus sigmoïde et les divisions frontales des autres circonvolutions. A ce niveau, injection prononcée de la pie-mère, et ramollissement de la pulpe cérébrale.

Vers le milieu de ces lésions, c'est-à-dire au point de jonction de la division postérieure et de la division frontale de la circonvolution moyenne externe, adhérence des méninges à la pulpe cérébrale, et exulcération produite sur l'encéphale, par l'arrachement de ces méninges.

De plus, à cheval sur l'extrémité externe du sillon crucial, on observe un petit caillot sanguin, oblong, rouge, de l'épaisseur de 1 millimètre à peine. Ce caillot, qui paraît d'origine très-récente, n'est pas adhérent à la surface cérébrale, et la dure-mère est intacte à ce niveau. Il est séparé des parties ramollies et injectées situées en arrière par une largeur de tissu sain de 3 à 4 millimètres.

Des coupes sont faites sur le cerveau en divers sens, et n'offrent rien de particulier. Au niveau de l'exulcération, l'inflammation paraît s'étendre sur la substance blanche, un peu plus profondément que sur les parties voisines.

La moelle, le bulbe ne présentent rien de spécial. L'examen des organes splanchniques n'a rien présenté d'anormal.

En résumé, la nécropsie montre dans cette expérience une lésion d'une étendue de 3 centimètres carrés environ, plus profonde à sa partie centrale. Dans cette partie, la lésion corticale consiste en une ulcération de l'écorce cérébrale, grande d'un demi centimètre carré tout au plus, et siége en arrière du gyrus sur la 2e circonvolution externe, à l'union de sa division antérieure avec sa division postérieure, (voir figure III.)—Tout autour ramollissement et injection de l'écorce cérébrale dans les limites indiquées précédemment. Or, à cette lésion ont correspondu les troubles suivants. Le petit caillot hémorrhagique nous paraît seulement justiciable des accidents de la fin.

Du côté de la motilité, dès le lendemain même, on a observé une attitude anormale dans la patte droite, c'est-à-dire du côté correspondant à la lésion. Nous n'avons pas pu préciser nettement la nature de ce phénomène. Les jours suivants c'est toujours du côté opposé que se sont manifestés les troubles indiqués.

Deux jours après l'opération nous observons une faiblesse des extenseurs des pattes du côté droit, mais elle est passagère et ne dure que quatre à cinq minutes.

Le troisième jour on constate des convulsions dans tous les muscles du côté gauche : tête, membre, queue ; convulsions qui par moments prennent le caractère d'hémiépilepsie, et cela d'une façon très-nette : la dilatation pupillaire uniquement du côté hémiépileptique en témoigne. La rotation de la tête a lieu du côté droit, c'est-à-dire du côté correspondant à la lésion.

Les jours suivants les convulsions diminuées d'intensité, et ne présentant plus le caractère épileptiforme, persistent du côté gauche ; elles ont place enfin à de la faiblesse paralytique des membres, à de la paralysie des peauciers de la face et du cou et du pavillon de l'oreille.

Des phénomènes convulsifs semblent avoir précédé la mort, qui est survenue huit jours après l'opération.

Chez ce chien les troubles sensitifs ne sont pas moins marqués que les précédents. Ils ont consisté en une abolition de la sensibilité du côté gauche, c'est-à dire du côté opposé à la lésion, en une abolition de la vue et peut-être de l'ouïe. Comme trouble particulier de sensibilité, on note encore les mouvements que fait l'animal lorsqu'il retrousse les lèvres convulsivement, introduit sa patte antérieure dans sa gueule, et semble chercher à se débarasser d'un corps qui le gênerait.

Les pupilles ne se sont rétrécies que dans les derniers jours et des deux côtés.

La température centrale semble s'être élevée pendant la période convulsive; elle s'est abaissée considérablement les derniers jours, bien que le pouls et la respiration parussent à peu près normaux. L'amaigrissement a été excessif. De plus, les troubles oculaires (conjonctivite et kératite), semblent avoir été plus intenses à gauche.

Obs. VIII. — Chienne grisfer. Métis de braque et terrier; taille moyenne.

23 novembre. L'animal est mis en observation; nous ne notons aucun trouble ni de la motilité, ni de la sensibilité, ni des sens.

Cependant on constate le petit détail suivant. La paupière droite est légèrement fermée, en tout cas moins ouverte qu'à gauche. Clignements plus fréquents du côté droit, par suite très-probablement d'une légère irritation de la conjonctive. Pupilles normales.

L'animal est très-doux ; très-caressant, tout à fait tranquille. Temp. rect. 38,6.

On a pris la température des pattes deux heures après que l'animal est resté couché du côté droit sur une chaise. Patte gauche antér., 30; postér., 24; patte droite antér., 34 ; postér., 24,6.

Une heure après, pendant laquelle l'animal a marché sur le parquet, s'est couché en face le feu, les deux pattes antérieures également étendues en avant. Patte gauche antér., 36; postér., 24; patte droit antér. 36,4 ; postér., 24 ; oreille gauche, 33,5 ; oreille droite, 34.

3 h. de l'après-midi. L'animal est mis sur la table d'opération et endormi. Le pariétal droit est mis à découvert tout à fait sur la partie postérieure. Ouverture faite dans l'os de 1 centimètre carré environ. Au milieu de la partie de la dure-mère, mise à nu, on fait une petite boutonnière, par où l'on glisse la canule dans une longueur de 5 à 8 millimètres. L'aiguille chargée de nitrate d'argent est poussée hors la canule dans une longueur de 5 millimètres environ, et on fait décrire à l'instrument une circonférence autour de l'ouverture de la dure-mère. La cautérisation peut bien avoir porté sur une étendue de 2 centimètres carrés environ. On est à peu près certain de ne pas avoir pénétré dans la pulpe cérébrale.

4 h. L'animal encore endormi est reporté dans une niche.

Le 24. Hier soir le chien a mangé comme d'habitude.

1 h. de l'après-midi. L'animal ne présente rien d'anormal dans la marche. Aucun trouble apparent de la motilité.

Aucun trouble de la sensibilité et des sens. Etudiés avec soin d'après les procédés habituels, ils n'ont rien présenté de spécial.

L'animal est un peu triste. mais comme il l'était avant l'opération, on ne peut dire si cet état a augmenté. T. R. 39 ; P. 100 ; patte gauche antér., 36,5 ; postér., 28 ; patte droite antér., 36 ; postér., 27 ; oreille gauche, 32 ; oreille droite, 30.

2 h. 45. On prend de nouveau la température des pattes. Patte gauche antér., 36,8 ; postér., 24 ; patte droite antér., 38 ; postér., 23 ; oreille gauche, 33 ; oreille droite, 33.

4 h. Patte gauche antér., 28 ; postér., 24 ; patte droite antér., 34 ; postér., 21 ; oreille gauche, 24 ; oreille droite, 28.

Le 25. 9 h. 50 du matin. Le chien est très-bien portant. Il est moins triste qu'hier. On ne peut déceler chez lui aucun trouble. Il a très-bien mangé hier soir et ce matin. T. R. 39 ; P. 85. Les pattes étant mouillées, on ne peut prendre leur température. Oreille gauche. 23,8 ; oreille droite, 24.

L'animal vu pendant l'après-midi n'a rien présenté de particulier.

Le 26. 1 h. de l'après-midi. L'animal va très-bien, marche très-droit, ne présente aucun trouble de la motilité ni dans les membres, ni dans la face. Sensibilité intacte. Aucun désordre des sens. Pupilles égales. T. R. 38 ; P. 96. Patte gauche antér., 23 ; postér., 18 ; patte droite antér., 17 ; postér., 16 ; oreille gauche, 24,6 ; oreille droite, 25.

Le 27. 1 h. de l'après-midi. Le chien continue à aller très-bien. Il mange avec appétit, s'occupe, va et vient dans le laboratoire, aboie les étrangers qui entrent. Il a toute son intelligence, et si ce n'était la plaie de sa tête; on ne pourrait dire qu'il a été mutilé.

La sensibilité et les sens sont intacts. T. R. 38,8 ; P. 95 ; patte gauche antér., 36,2 ; postér., 24 ; patte droite antér., 36 ; postér., 20 ; oreille gauche, 37,8 ; oreille droite, 37,6.

Le 28. Très-bon état de l'animal. La plaie de la tête marche vers la cicatrisation. T. R. 38,8. P. 80. Patte gauche antér., 17; postér., 14; patte droite antér., 15,4; postér., 14,2; oreille gauche, 32; oreille droite, 34.

Le 29. Rien de changé dans l'état de l'animal. On ne peut noter chez lui aucun trouble. T. R. 38,6; patte gauche antér., 36,4; postér., 34; patte droite antér., 36,2; postér., 31; oreille gauche, 35; oreille droite, 33.

Le 30. Le chien va très-bien. Il se nourrit très-bien et ne présente aucun phénomène anormal.

Sa plaie s'étant un peu ouverte par la chute des ligatures, on lui fait deux nouvelles ligatures.

1er décembre. L'animal va toujours bien. T. R. 38,6; patte gauche antér., 24,4; postér., 24; patte droite antér., 26,5; postér., 25,4; oreille gauche, 33; oreille droite, 32.

Le 5. Aucun changement dans l'état de l'animal. La plaie de la tête est en bonne voie de cicatrisation. T. R. 38,4. Respiration et pouls normaux.

On voit le chien tous les jours et il n'a rien présenté d'anormal. Sa plaie s'est complètement cicatrisée.

Le 16. On le sacrifie.

Le 17. *Nécropsie.* — Incision des parties molles. Ouverture de l'os entièrement bouchée par un tissu de cicatrice de consistance fibreuse adhérente aux parties molles extérieures, complètement indépendante de la dure-mère et présentant de ce côté l'aspect d'une lame fibreuse très-lisse.

Surface externe de la dure-mère absolument saine.

Opacité sur la face interne de la dure-mère avec adhérence à la substance encéphalique partout où a porté le nitrate d'argent, c'est-à-dire dans l'étendue de 1 à 2 centimètres environ de surface siégeant sur la partie postérieure de la circonvolution moyenne externe surtout (sur ses deux divisions) et un peu sur la circonvolution externe supérieure, et sur la circonvolution externe inférieure.

Cette observation, comme l'observation VI, brille par ses résultats absolument négatifs. Ces deux animaux n'ont été aucunement troublés par la lésion qu'on leur a faite sur les lobes occipitaux, c'est-à-dire sur le tiers postérieur de la face convexe des hémisphères cérébraux.

Obs. IX. — Chien loulou, adulte, noir, de forte taille pour son espèce.

26 novembre. On ne constate aucun trouble de la motilité, ni de la sensibilité générale ou spéciale. Il est très-intelligent. Un de nos amis l'a donné parce qu'il allait dans les boucheries voler de la viande. T. R. 38,6; P. 95; R. 15.

Le 27. 2 h. de l'après-midi. Patte gauche antérieure 33,6, patte droite antérieure 34; oreille gauche 32,4, oreille droite 33,6.

4 h. 1/2. L'animal étant resté dans le laboratoire: patte gauche antérieure 35, postérieure 36,4; patte droite antérieure 27, postérieure 36,6; T. R. 38,4.

Le 28. Aucun trouble appréciable, sinon un peu plus de sensibilité dans la patte gauche postérieure lorsqu'on lui met le thermomètre dans cette patte. Oreille gauche 32, oreille droite 36.

L'oreille droite est le siége d'un petite plaie placée à la partie interne du pavillon de l'oreille.

1 h. L'animal est endormi avec 2 grammes de chloral en solution au cinquième. Il s'endort très-rapidement et peu s'en faut que la respiration ne s'arrête complètement malgré la faible dose de chloral injectée.

Le pariétal gauche est mis à découvert. On fait une ouverture dans l'os, la dure-mère est mise à nu et paraît intacte. Par l'ouverture pratiquée sur cette membrane on pousse la canule en avant entre la dure-mère et le cerveau, dans une longueur de 3 centimètres environ. L'aiguille est poussée hors de la canule dans une largeur de 6 à 8 millimètres, et on la laisse quelques instants en contact avec la surface corticale du cerveau. On rentre l'aiguille et on retire la canule avec précaution afin de ne pas érailler la substance cérébrale.

Le reste de l'opération ne présente rien de particulier.

2 h. L'animal encore endormi est reporté dans une niche.

Le 29. 1 h. de l'après-midi. L'animal est remis de l'opération. Il n'a pas mangé hier soir, mais il ne voulait rien manger les jours précédents.

Aucun trouble de la motilité. L'animal ne s'appuie pas sur sa patte gauche postérieure. C'est sur cette patte qu'on a fait la ligature de la saphène externe pour l'injection de chloral.

La pupille gauche est peut-être un peu plus dilatée que la droite.

On explore la sensibilité et les sens, par les procédés habituels, et on ne constate rien d'anormal. T. R. 38,2; P. 110; R. 14; patte gauche antérieure 36, postérieure 33; patte droite antérieure 25, postérieure 30; oreille gauche, 32, oreille droite 34.

L'animal était couché dans sa niche sur le côté gauche.

4 h. Il est resté tout le temps, ou à peu près, couché dans le laboratoire, sur le côté gauche. Patte gauche antérieure 36, patte droite antérieure 35, 4; oreille gauche 36,2, oreille droite 36,4.

On a fait marcher le chien à différentes reprises et il marche très-droit et sans chanceler, bien qu'il ne s'appuie pas sur sa patte gauche postérieure.

Le 30. 1 h. de l'après-midi. L'animal a mangé hier soir. Il marche toujours sur trois pattes seulement, mais sans chanceler.

La pupille gauche nous paraît toujours un peu plus dilatée que la droite.

Sensibilité intacte partout. On explore avec soin les différentes parties du corps.

L'animal voit et entend également bien des deux côtés.

Aujourd'hui l'animal est plus triste qu'hier et les jours précédents. Il est moins caressant et se couche dans un coin. T. R. 39,2. P. 120, Resp. 20. Oreille gauche 25,8, oreille droite 26,2.

4 h. 30. L'animal est resté à peu près tout le temps couché dans un coin du laboratoire. Patte gauche antérieure 21, postérieure 17 ; patte droite antérieure 18, postérieure 22 ; oreille gauche 29, oreille droite 29,8.

1er décembre. On prend immédiatement sa température : T. R. 39. P. 90. R. 13 ; oreille gauche 37,4, oreille droite 37,8.

Ce qui frappe aujourd'hui chez le chien, c'est son abrutissement et son apathie. Il reste immobile où on le met. Quand il marche c'est avec lenteur, comme s'il n'était pas sûr de ses jambes. Cependant on ne note aucun phénomène convulsif ou paralytique nulle part.

La pupille gauche continue à être plus grande que la droite.

Pas de troubles de la sensibilité plus prononcée d'un côté que de l'autre, mais l'animal réagit moins vivement que d'habitude, sous l'influence des diverses excitations qu'on lui fait à droite ou à gauche.

Les sens sont intacts.

L'animal a une grande tendance au sommeil. Du reste le garçon nous dit qu'il a toujours trouvé le chien dormant dans sa niche.

2 h. 30. Il se met à marcher, et il nous semble observer un peu de raideur dans la patte antérieure droite et un peu d'ataxie dans cette patte. En tout cas ces phénomènes sont si peu accusés qu'on ne peut les affirmer.

4 h. 30. L'animal est toujours dans le même état d'aflaissement. Cela est d'autant plus sensible, qu'auparavant l'animal était très-vif et très-alerte.

On le place sur un tabouret, il reste dessus jusqu'à ce qu'on le retire. Il regarde pendant ce temps-là en bas et ne songe pas à sauter par terre, ce qu'il faisait les jours précédents.

4 h. 40. A plusieurs reprises nous voyons, lorsque l'animal marche, sa patte antérieure droite fléchir sous lui et râcler le sol avec le dos des orteils. Nous notons même quelques mouvements convulsifs et spasmodiques dans cette patte.

5 h. On prend la température des pattes : patte gauche antérieure 30 postérieure 25,4 ; patte droite antérieure 29, postérieure 27.

Le 2. 8 h. 30 du matin. Le garçon a vu très-nettement les mêmes phénomènes que nous observons maintenant.

1 h. Aussitôt apporté au laboratoire et déposé par terre, l'animal présente des convulsions limitées dans les membres du côté droit seulement. Ces convulsions consistent en une espèce de piétinement sur place, des pattes antérieure et postérieure du côté droit. Les pattes gauches restent en place et ne présentent rien de semblable. On ne constate aucun mouvement convulsif dans la face, ni d'un côté, ni de l'autre.

La patte postérieure droite est plus agitée que l'antérieure.

1 h. 10. Pendant quelques secondes, l'animal étant debout, le membre postérieur droit seul est agité de mouvements convulsifs.

La marche de l'animal est spéciale. Il marche avec lenteur en écartant les membres. De plus la patte antérieure droite est lancée en avant et en dehors, et quelquefois elle vient se placer en avant de la gauche en décrivant une courbe à convexité externe. Il semble dans ce mouvement que l'animal cherche le sol. De plus, quelquefois, cette patte fléchit sous l'animal.

Pas de trouble moteur dans la face. Pupille gauche toujours un peu plus grande.

Nous étudions avec soin la sensibilité et les sens, et nous ne trouvons rien d'anormal.

L'animal, quoique triste, abattu, ayant une grande tendance à la somnolence, vient néanmoins quand on l'appelle. Il est même caressant prend un morceau de sucre qu'on lui donne, et semble vous regarder d'un air suppliant.

4 h. 30. Il mange bien sa portion qu'on lui donne. T. R. 38,4. R. 15. P. 95.

Le 3. 1 h. 20. Le garçon va comme d'habitude pour chercher le chien qui est dans sa niche. Il ouvre la porte et va pour le saisir ; mais l'animal recule immédiatement et montre les dents en regardant le garçon d'un air tout effaré. Le garçon ne parvient pas à le saisir, et le chien se sauve dans la cour au milieu des autres chiens, manifeste une grande excitation et va de l'un à l'autre pour les sentir. On le saisit néanmoins et on l'apporte au laboratoire.

En entrant, l'animal étant sous les bras du garçon, présente des mouvements convulsifs dans les pattes droites. On le dépose par terre sur le flanc gauche et aussitôt le chien est pris d'une convulsion tonique qui le fait tourner sur lui-même, de sorte que placé d'abord sur le côté gauche, il repose ensuite sur le flanc droit. C'est dans cette position qu'il présente sous nos yeux une attaque épileptiforme des plus nettes semblable à celle des cobayes à qui l'on a excité la zone épileptogène, attaque complète avec dilatation pupillaire, claquement de dents, salivation abondante.

Les convulsions cloniques se sont manifestées d'abord du côté droit, avant de se généraliser.

Durée de l'attaque trois minutes environ. Pas de stertor après l'attaque. Au contraire, le chien se relève aussitôt et présente les phénomènes singuliers suivants :

Aussitôt sur les pieds, l'animal a montré comme une grande frayeur, s'est mis d'abord à courir directement en avant comme s'il y était forcé, puis ensuite à tourner en manége avec rapidité, et il a exécuté ainsi huit à dix tours complets de droite à gauche et la tête tournée à droite d'abord, ensuite directement en avant.

Après cette course effrénée le chien s'arrête quelques instants, il montre toujours une grande frayeur et chercha à se sauver en montrant les dents, poussant quelques grognements et mordant même une ou deux fois dans le vide. Ses yeux sont étincelants. Il s'arrête de nouveau. Le garçon qui le soigne habituellement veut en approcher ; le chien ne le reconnaît pas et montre les dents. Je veux lui donner du sucre comme les jours précédents, il ne me reconnait pas non plus et me montre les dents. Je lui jette alors le morceau de sucre devant lui ; il n'y fait aucune attention.

Chaque fois qu'on veut en approcher, l'animal se sauve à toutes jambes et montre les dents. On le laisse tranquille.

1 h. 40. L'animal a choisi un coin où il reste debout pendant longtemps. Il regarde de temps en temps de côté et d'autre et se montre très-inquiet. Il est encore très-excité ; le moindre bruit éveille son attention.

2 h. 30. On approche de nouveau de l'animal mais il montre toujours les dents, ne vous reconnaît pas, ne fait aucunement attention au morceau de sucre qu'on lui jette.

Autant qu'on peut le voir la pupille gauche est plus dilatée que la droite. La vue nous semble égale des deux côtés.

2 h. 45. L'animal toujours dans le même coin s'assied enfin sur son derrière, et prend le morceau de sucre qu'on lui a jeté. Dans cette situation l'animal s'appuie principalement sur sa patte gauche, et nous voyons plusieurs fois la patte antérieure droite démi-fléchie ; et quand l'articulation radio-carpienne est sur le point de toucher le sol l'animal fait un mouvement brusque d'extension pour se relever. Pas de phénomènes convulsifs nulle part.

3 h. L'animal prend un morceau de sucre qu'on lui présente à la main ; mais il ne se laisse pas toucher. La sensibilité est loin d'être abolie car au moindre attouchement l'animal se retourne brusquement.

3. h. 20. L'animal semble beaucoup plus calme. Il s'est couché tout à fait dans son coin. On va lui donner un morceau de sucre ; il le prend et se laisse flatter.

3 h. 5. Le garçon essaie de le prendre pour étudier sa sensibilité et sa température ; mais de nouveau l'animal est pris de frayeur et se met à courir dans le laboratoire, bousculant les chaises et tout ce qu'il rencontre sur son passage, et de plus en plus effrayé à mesure qu'on cherche à le saisir. On le prend dans un nœud coulant qu'on met sur son passage; et après s'être débattu quelques instants le chien se couche presque aussitôt comme s'il était très-fatigué ; se met dans un coin obscur et semble fuir la lumière. On le laisse tranquille.

4 h. 15. On approche de l'animal une gamelle pleine d'aliments et nous voyons avec étonnement l'animal les manger avec une gloutonnerie particulière d'autant plus frappante que les jours précédents le chien était très-difficile.

Après avoir mangé il se laisse de nouveau approcher et flatter, quoique montrant encore de la défiance.

4 h. 30. Je puis le prendre, le mettre sur une chaise et lui prendre sa température. T. R. 39,8.

Le 4. Le chien est resté cette nuit dans le laboratoire. Il a mangé ce matin avec beaucoup d'appétit. Selles très-dures. Les fonctions digestives paraissent s'accomplir normalement.

1 h. 30. Il y a un changement complet dans le caractère de l'animal. Il est revenu à peu près entièrement à son état antérieur ; il se laisse caresser, vient quand on l'appelle et prend le sucre qu'on lui donne. T. R. 38,2. P. 80. Respirations 13 ; patte gauche antérieure 18, postérieure 14 ; patte droite antérieure 16, postérieure 18,5.

Toujours mêmes troubles dans les membres du côté droit. Ces troubles consistent en une incertitude des mouvements surtout dans le membre antérieur qui est jeté en avant et en dedans, et semble chercher le sol.

3 h. L'animal va et vient dans le laboratoire, vient près de vous afin qu'on le flatte.

3 h. 30. Nous observons dans sa patte antérieure droite des mouvements choréiformes ou plutôt de piétinement. Les mêmes phénomènes s'observent, mais sont moins prononcés dans le membre postérieur droit. Aucun trouble convulsif dans les membres gauches ou dans la face.

Ces mouvements convulsifs ne sont pas continuels, mais ils reviennent fréquemment et alternent avec les troubles d'incoordination.

On marche sur ses pattes, on pique et on chatouille les différentes parties de la face et l'on observe les mouvements réflexes aussi bien à droite qu'à gauche.

On présente à l'animal un morceau de sucre successivement devant chaque œil ; il le voit aussi bien d'un côté que de l'autre.

L'ouïe paraît également conservée des deux côtés. La pupille gauche est peut-être un peu plus grande que la droite.

4 h. 30. La douceur de caractère du chien est complètement revenue. On constate toujours de l'incertitude dans les mouvements de ses pattes droites. Mais de plus, à plusieurs reprises, la patte antérieure de ce côté, lancée en avant, présente des mouvements de flexion et d'extension simulant tout à fait le galop, comparables à ceux que provoque l'excitation faradique sur le centre, dit moteur, de cette patte. On n'observe pas de mouvements semblables dans la patte postérieure qui présente également néanmoins de l'incoordination.

4 h. 45. Même ataxie dans les membres du côté droit. Quand l'animal a fait quelques pas, sa marche semble s'assurer, les mouvements deviennent plus précis. Il se repose quelques instants, puis quand il se remet à marcher, les troubles ataxiques apparaissent de nouveau.

Nous ne constatons pas de mouvements de flexion de l'articulation radio-carpienne. Pas de trouble de la sensibilité.

5 décembre 1 heure de l'après-midi. Le chien a bien mangé hier soir et ce matin. Il est complètement revenu à son calme antérieur, ne manifeste aucune méchanceté ; il est moins affaissé et moins apathique qu'avant son attaque. Sensibilité et sens intacts,

On observe toujours des troubles de la motilité limités dans les membres droits. Les convulsions ont aujourd'hui le caractère nettement choréiforme, et ressemblent à celles que présentent les jeunes chiens atteints de chorée. Ces mouvements qui rendent la démarche tout à fait spéciale, ne reviennent que par moments.

L'animal s'appuie moins sur les pattes de ce côté, et lorsqu'il se secoue, il glisse sur ses pattès droites qui semblent fuir sous lui, et accusent de la sorte leur faiblesse. Pupille gauche toujours un peu plus grande que l'autre. T. R. 38,8. Pouls, 85. Respiration, 14.

Le 6. Le chien va bien, il se nourrit parfaitement. La plaie de sa tête marche vers la cicatrisation.

Les troubles moteurs sont moins marqués aujourd'hui. On ne constate ni convulsions ni mouvements choréiformes, mais seulement de la maladresse et de la parésie dans les membres droits. L'animal jette sa patte antérieure droite en haut et en avant quand il marche. Il jette aussi quelquefois de la même manière sa patte postérieure, et quelquefois il la traîne un peu.

Sensibilité et sens intacts. Pupilles normales. T. R. 39,4. Patte gauche antérieure, 18,6, postérieure, 15 ; patte droite antérieure, 18,4, postérieure, 25.

L'animal vient très-bien quand on l'appelle, n'est pas du tout sauvage, il se montre très-gourmand de sucre.

Le 7. Amélioration. Mêmes troubles à peu près qu'hier. Quelquefois le chien ne s'appuie pas du tout sur sa patte antérieure droite qu'il maintient en l'air et légèrement fléchie. Pupilles égales. Sensibilité et sens intacts. T. R. 38,8. Pouls 90. Patte gauche antérieure 15, postérieure, 13 ; patte droite antérieure, 16 ,postérieure, 12,5.

Le 8. L'animal va très-bien. Contrairement à ce qui est arrivé à d'autres chiens mis en expérience, il conserve son embonpoint et ne maigrit pas. Il se nourrit du reste fort bien.

Aucun trouble de la sensibilité et des sens. Les troubles de la motilité diminuent. Nous constatons néanmoins encore de l'incertitude dans les mouvements des membres droits, et une légère parésie de ce côté. Le chien évite de s'appuyer sur ses pattes droites, et quand il se secoue, ces pattes glissent sous lui, tandis que les gauches restent en place.

L'animal est donx, caressant, craintif. T. R. 39,2. Pouls, 90. Patte gauche antérieure, 22, postérieure, 18,6 ; patte droite antérieure, 21,2, postérieure, 19,4.

Le 9. L'animal va de mieux en mieux. Il ne reste presque aucun trouble dans les membres droits, sauf un peu de maladresse.

Pupilles normales. La plaie de la tête est presque cicatrisée. Intelligence nette, l'animal possède sa gaîté et sa douceur primitive. Temp. rect. 38,7; pouls, 95; patte gauche antér. 12; postér. 13; patte droite antér. 14; postér. 15.

Le 11. Il faut de l'attention pour découvrir chez le chien quelque chose d'anormal. On l'examine le 12 et le 13 décembre et on ne trouve aucun trouble appréciable.

Le 14. L'animal étant guéri complètement, on le sacrifie afin d'observer les lésions avant qu'elles n'aient disparu. On en profite pour faire la section du phrénique et on lui donne du chloral. Il meurt pendant qu'on le lui injecte. Déjà la première fois il avait failli mourir.

Le 15. *Nécropsie.* Plaie des téguments parfaitement cicatrisée.

Ouverture crânienne bouchée complètement par un tissu de consistance fibreuse adhérent aux parties molles extra-crâniennes, séparé entièrement de la dure-mère.

Intégrité complète de la dure-mère à ce niveau et sur toute sa surface externe à droite et à gauche, sauf de ce dernier côté à 3 centimètres et demi en avant de la petite ouverture par où a pénétré la canule (les mesures ont été prises avec le compas), c'est-à-dire juste au point où a porté l'action du nitrate d'argent; en cet endroit on observe trois petites opacités dont deux grosses comme une tête d'épingle et l'autre comme un petit pois. Ces taches sont à cheval sur l'extrémité externe du sillon crucial. (*Voir Fig. IV.*)

A ce niveau encore, et surtout en avant du sillon crucial, il est très-facile de constater à travers la dure-mère que la substance cérébrale est plus molle, plus flasque que partout ailleurs sur ce même hémisphère gauche, et que sur les points correspondants de l'hémisphère droit. Ce ramollissement a au plus 1 centimètre carré d'étendue.

On met à découvert la face interne de la dure-mère : à droite, elle ne présente rien de spécial; à gauche, elle est saine dans les deux tiers postérieurs de l'hémisphère, mais, au niveau des opacités, elle adhère à la couche corticale, et, en l'arrachant, on détermine une exulcération de la substance cérébrale au niveau de l'extrémité externe du sillon crucial.

On constate de nouveau le ramollissement de la couche corticale du cerveau que l'on avait déjà notée avant d'avoir enlevé la dure-mère et, au niveau de ce ramollissement on observe une légère coloration rouillée, les vaisseaux sont plus abondants et gorgés de sang. Rien dans le bulbe et la moelle.

On pratique des coupes sur le cerveau, et on constate que l'inflammation ne s'étend pas au delà de 3 à 4 millimètres en profondeur.

En résumé, ce chien, opéré le 28 novembre, reste très-bien portant deux jours entiers, et on constate le 1er et 2 décembre un peu d'incertitude dans les mouvements des membres du côté droit puis de l'incoordination évidente, et quelques phénomènes convulsifs dans ces membres. Ces phénomènes s'accompagnent d'un état marqué d'hébétude et d'apathie.

Le 3 décembre, à cette période d'affaissement succède une excitation très-grande allant jusqu'au délire. Une attaque épileptiforme des plus carastéristique survient au milieu des impulsions délirantes qui ont duré jusqu'à la nuit et sur lesquelles il n'y a pas de doute possible. Notons en passant le mouvement de propulsion en avant puis le mouvement de manége qui suivent immédiatement l'attaque.

Le lendemain l'animal est revenu à sa douceur de caractère antérieure, qui a persisté depuis. Les jours suivants, on constate dans les membres du côté droit: tantôt de l'ataxie, tantôt des mouvements convulsifs, absolument semblables à ceux que détermine l'excitation faradique des centres dits moteurs des pattes, ou bien encore des mouvements choréiformes, ou de piétinement sur place comme certains jeunes chiens atteints de chorée, ou bien enfin de la paralysie des extenseurs amenant une flexion de la patte antérieure et postérieure, mais plus souvent l'antérieure, de sorte que l'animal racle le sol avec le dos des orteils.

Ces symptômes ont diminué de jour en jour et ont disparu entièrement; l'animal avait recouvré toute son agilité et son adresse antérieure.

Chez lui on n'a constaté de troubles moteurs que dans les membres du côté opposé à la lésion. La sensibilité générale et spéciale a été trouvée intacte toujours.

Aucun désordre de la nutrition apparente, tels sont les troubles qui ont coïncidé avec une lésion absolument limitée sur le gyrus sigmoïde.

Obs. X. -- Chienne métis, taille assez forte, couleur gris chocolat, jeune.

3 décembre. L'animal est mis en observation. On ne constate ni trouble de la motilité, ni troubles de la sensibilité et des sens. Pupilles égales, caractère enjoué, le chien est très-doux et très-docile.

2 h. 30. T. R. 39; oreille gauche 35; oreille droite 33,8.

4 h. 30. L'animal est restè tout le temps près du feu. Patte gauche antér. 28; postér. 29; patte droite antér. 30; postér. 30; oreille gauche 36; droite 35,4.

Le 4. 2 h. Le chien est mis sur la table d'opération, et endormi. La partie postérieure du pariétal droit est mis à nu. On enlève une rondelle d'os de 1 centimètre environ de diamètre. Le ciseau, par suite d'un coup de marteau inopportun a pu contondre un peu la substance corticale. La dure-mère ne paraît pas lésée.

La canule est introduite par l'orifice pratiqué sur la dure-mère dans une longueur de 1 centimètre environ. L'extrémité de l'aiguille est poussée hors de la canule et on fait décrire à l'instrument un cercle complet entre la dure-mère et le cerveau. Peut-être est-on allé un peu trop en avant, car on veut déterminer une irritation inflammatoire limitée au tiers postérieur de l'hémisphère. Rien de particulier dans le reste de l'opération.

3 h. On reporte le chien dans sa niche.

Le 5. Le chien a parfaitement mangé hier soir.

1 h. Aujourd'hui il est bien remis de son opération. On l'examine avec soin et on ne découvre chez lui aucun trouble de la motilité ou de la sensibilitè. Sens intacts, pupilles normales. T. R. 39; patte gauche antér. 27; postér. 29; patte anté. 32,4; postér. 21; oreille gauche 28; droite 26.

4 h. On le reporte dans sa niche; il n'a rien présenté d'anormal pendant l'après-midi.

Le 6. 3 h. de l'après-midi. Le chien continue à bien aller. Nous l'obervons pendant une heure et nous ne pouvons déceler chez lui le moindre trouble soit de la sensibilité et des sens, soit de la motilité.

L'animal vient très-bien quand on l'appelle, est caressant, monte sur vous, prend du sucre qu'on lui donne. Son intelligence ne parait en rien troublée. Temp. rectale, 39,2 ; patte gauche antérieure, 18 ; postérieure, 15,4 ; patte droite antérieure, 20 ; postérieure, 18,5 ; oreille gauche, 28 ; oreille droite, 28,4.

5 h. On donne à manger à l'animal, et il prend ses aliments avec appétit.

Le 7. Même état qu'hier. Le chien se nourrit parfaitement. Temp. rectale, 39,4; patte gauche antérieure, 22,4 ; postérieure, 20 ; patte droite antérieure, 21,2 ; postérieure, 17 ; oreille gauche, 32 ; oreille droite, 32,4.

Le 8. On répète, avec soin toutes les explorations qu'on fait d'habitude pour étudier la sensibilité et les sens, et on ne découvre aucun phénomène anormal.

La marche de l'animal est très-assurée. Aucun trouble des mouvements.

2 h. 30. Temp. rectale 39,2 ; antérieure, 20,2 ; postérieure, 18,4 patte droite antérieure 21° ; postérieure, 20° ; oreille gauche, 36, 8 ; oreille droite, 38,4.

Le 9. Rien de nouveau. Bon appétit. La plaie de la tête se cicatrise. Temp. rectale, 39,2 ; patte gauche antérieure, 21 ; postérieure, 22 ; patte droite antérieure, 19 ; postérieure, 18,6 ; oreille gauche, 24,4 ; oreille droite, 24.

Le 10. Aucun trouble appréciable.

Le 11. L'animal continue à très-bien aller.

Le 16. Le chien ne présentant rien de nouveau, on s'en sert pour lui faire une lésion de l'oreille.

Le 29. Le chien examiné de nouveau avec soin ne présente aucun trouble. Sa plaie est entièrement cicatrisée. On le sacrifie.

31 décembre. Nécropsie. — Incision des téguments parfaitement cicatrisés.

Cicatrice fibreuse bouchant l'ouverture de l'os, adhérentes aux parties molles extérieures, indépendante de la dure-mère et présentant de ce côté un aspect lisse tout particulier.

La dure-mère, saine sur l'hémisphère gauche, présente sur l'hémisphère droit, à la partie postérieure une opacité et un épaississement dans une largeur de un centimètre environ. La consistance de la dure-mère à ce niveau est très-dure et elle parait due à des dépôts calcaires qui se sont faits dans cette membrane. Ces dépôts mis sur une lame de verre et vus au microscope donnent lieu à un développement de bulles gazeuses lorsqu'on les traite par l'acide acétiqne.

Lorsqu'on veut enlever la dure-mère à ce niveau on constate qu'elle fait corps avec la substance cérébrale. On détermine une large ulcération sur cette substance en arrachant la dure-mère. Cette substance présente à ce niveau un ramollissement évident, et dans une étendue de deux centimètres environ, une coloration rouillée tranchant avec la couleur blanche des parties antérieures de l'hémisphère droit, et les parties correspondantes de l'hémisphère gauche. La lésion porte environ sur le tiers postérieur de la face supérieure de la convexité de l'hémisphère. *(Voir fig IV.)*

Au niveau de l'ulcération le ramollissement s'étend un peu plus profondément, mais les parties centrales sont saines, ainsi que le bulbe et la partie supérieure de la moelle.

Cette troisième observation vient démontrer qu'on peut ne tenir aucun compte des lésions qui portent sur le tiers postérieur des lobes cérébraux. Nous n'avons observé sur ce chien aucun trouble digestif, pas plus que sur les autres.

Dans ces trois observations, comme l'on peut le voir (obs. VI, VIII et X), les lésions trouvées à la nécropsie ont été les mêmes que celles qui ont été constatées chez les chiens opérés sur les parties antérieures.

Obs. XI. — Chien métis, noir, taille moyenne.

Le 11 décembre. Le chien mis en observation ne présente rien d'anormal. Il est néanmoins très-sauvage, se laisse approcher difficilement et ne prend pas le morceau de sucre qu'on lui présente. Pupilles normales. Température des pattes prise trois heures après que l'animal est resté couché sur un coussin. Temp. rectale 39,2 ; patte gauche antérieure, 23 ; postérieure, 22 ; patte droite antérieure, 25,6 ; postérieure, 24. Oreille gauche, 30 ; oreille droite, 32°. Respiration et pouls normaux.

Le 12. 1 h. Opération. Le pariétal gauche est découvert en arrière. Ouverture faite dans l'os de un centimètre environ. Dure-mère intacte apparemment. La canule est poussée en avant et un peu en dehors dans une longueur de deux centimètres environ. On fait sortir l'extrémité de l'aiguille chargée du nitrate d'argent, et on imprime à cette aiguille quelques mouvements de latéralité, etc., le reste de l'opération ne présente rien de particulier.

On laisse l'animal près du feu.

4 h. L'action du chloral commence à disparaître. Le chien ne présente rien de particulier.

Le 13. L'animal a bien mangé hier soir lorsqu'il a été complètement réveillé.

1 h. Aujourd'hui les troubles qu'on peut observer sont très-peu marqués et consistent surtout en un léger abrutissement, les mouvements des membres s'effectuent assez bien. La sensibilité générale est intacte, mais lorsque nous passons la main brusquement devant chaque œil, les clignements sont moins fréquents et moins réguliers du côté droit que du côté gauche. Peut-être y a-t-il une légère diminution de la vue de ce côté. Pupilles égales. Temp. rectale 39,2. Pouls 95. Resp. 14.

4 h 1[2. Même état.

Le 14. L'animal a bien mangé hier. Le garçon en allant le chercher dans sa niche le trouve en train de dormir tranquillement. Il le prend et l'apporte au laboratoire.

1 h. 30. Sous l'influence de l'excitation légère déterminée par ce petit voyage, le chien aussitôt arrivé au laboratoire présente une belle attaque épileptiforme, présentant les quelques phénomènes particuliers suivants :

On observe d'abord des convulsions limitées dans les muscles de la face, orbiculaire des paupières, lèvres, aile du nez, oreilles et elles sont plus prononcées à droite. Peuis rotation de la tête à droite, déviation conjugée des yeux également à droite, et mouvements de manége de gauche à droite, les convulsions de la face persistant toujours; après quelques tours l'animal tombe par terre, la rotation de la tête à droite s'accentue, les membres droits se raidissent, puis des convulsions cloniques dans les membres du côté droit viennent s'ajouter à celles de la face. Enfin les membres gauches se raidissent à leur tour et restent raides, tandis qu'on observe des convulsions cloniques dans les membres droits et que toutes les parties de la tête sont agitées également de convulsions. Claquement des dents. Dilatation pupillaire. Salivation abondante. A la fin de l'attaque seulement on observe des mouvements convulsifs dans les membres gauches, mais beaucoup moins intenses qu'à droite.

Durée de l'attaque trois â quatre minutes.

1 h. 45. A plusieurs reprises on observe successivement des convulsions limitées soit dans la patte antérieure droite, soit dans la patte postérieure du même côté, soit dans le côté droit de la face, ces convulsions alternant les unes avec les autres.

2 h. 30. Attaques subintrantes, s'enchevêtrant les unes dans les autres. Rotation de la tête, et déviation conjuguée des yeux à droite.

Lorsqu'on marche sur les pattes gauches de l'animal il les retire. Il recule lorsqu'on lui pique la face, ou qu'on lui introduit un corps étranger dans la narine, ou la face interne du pavillon à l'oreille de ce côté. Bien qu'il soit difficile, à cause des convulsions à droite, de dire si on détermine des mouvements réflexes en répétant les mêmes exci tations de ce côté la sensibilité ne nous paraît pas bien diminuée. Mais lorsque nous approchons brusquement la main de l'œil droit, nous n'observons aucun clignement réflexe. Au contraire à gauche l'animal fait des clignements répétés et ferme l'œil. Temp. rectale 39,8. Pouls 120. Resp. 15 ; patte gauche antérieure, 18 ; postérieure, 16 ; patte droite antérieure, 29 ; postérieure, 19,6 ; oreille gauche, 30 ; oreille droite 29,4.

2 h. 35. L'animal présente toujours des convulsions limitées très-ntéressantes. Ainsi pendant quelque temps les muscles de la face du côté droit sont convulsés, les pattes restant en repos, puis les pattes droites se prennent à leur tour, et alors on n'observe plus rien à la face. Ces phénomènes sont très-nets par moments.

2 h. 45. Moment de calme complet, l'animal regarde autour de lui, et semble étonné.

2 h. 50. De nouveau, rotation de la tête à droite, convulsions dans le côté droit de la face. Grande attaque épileptiforme avec salivation dilatation pupillaire, claquement de dents. Les convulsions cloniques ont commencé encore du côté droit et y ont été plus intenses.

Après l'attaque, persistance des convulsions dans la face. Pas d'affaissement. Au contraire l'animal essaie de se lever, mais ses membres droits fléchissent souvent sous lui, la plupart du temps le chien repose sur le dos des orteils de sa patte antérieure droite.

3 h. Convulsions limitées dans les pattes droites; malgré ces convulsions, on peut constater leur faiblesse surtout dans le patte antérieure. L'animal en effet semble la faire remuer comme une jambe de polichinelle ; l'extrémité semble attachée comme par un fil au reste d membre.

3 h. 10. Mouvements limités absolument dans la patte postérieure droite. Rien dans l'antérieure ni dans la face.

3 h. 20. Le chien revient à lui et après quels instants le voilà qu'il se promène dans le laboratoire.

Il ne présente dans sa marche d'autre trouble que de temps en temps une flexion de la patte antérieure droite sur le dos des orteils.

Expulsion d'urine très-abondante. On en recueille une certaine quantité dont dont l'examen est fait. On ne trouve ni albumine ni sucre. Le dosage de l'urée est fait d'après le procédé de M. Regnard, et l'on trouve 28 grammes d'urée par litre à la température de 12°. Quantité notable de matières colorantes.

Lorsque sur son chemin l'animal rencontre un objet quelconque, une chaise, la porte, du côté droit, il va heurter contre. Quand on approche la main brusquement de son œil droit, il ne cligne aucunement les paupières, au contraire, à gauche, l'animal recule et ferme l'œil. C'est du reste avec cet œil qu'il se dirige.

La sensibilité du côté droit paraît un peu obtuse. Il y a au moins du retard dans la manifestation des mouvements réflexes.

3 h. 25. L'animal se couche tranquillement près du feu, il s'étend tout de son long sur le flanc droit. Pendant cinq à six minutes, nous observons une raideur de la patte antérieure droite qui persiste bien qu'on ait changé l'animal de côté. Cette patte est dans l'extension complète.

L'animal sommeille, et repose paisiblement sans rien présenter d'anormal. Temp. rectale 39,6. Pouls 100. Resp. 13.

5 h. 15. Nouvelle attaque épileptiforme (avec dilatation pupillaire, salivation), ayant débuté par le côté droit et s'étant ensuite généralisée. Cette attaque semble avoir été précédée d'une sorte d'inquiétude: l'animal secouait la tête, se grattait le museau, changeait de place.

Pas de stertor après l'attaque, au contraire l'animal s'est relevé tout d'un coup, a fait quelques tours en manége soit de droite à gauche, soit de gauche à droite, en chancelant comme s'il était ivre; puis son équilibre s'est rétabli bientôt, et, (à cause de sa vue abolie de ce côté) après s'être heurté plusieurs fois du côté droit contre les pieds de la table qui se trouve dans l'appartement, il est revenu se coucher tranquillement près du feu.

Il s'est assis d'abord sur son derrière et plusieurs fois sa patte droite antérieure s'est fléchie sous lui, de sorte qu'il était comme à genoux de ce côté.

5 heures 30. Au moment où nous sortons, l'animal dort paisiblement près du feu.

Le 15. L'animal est resté dans le laboratoire, et il est allé se coucher dans la cave qui est au-dessous où il a passé la nuit. Il a très-bien mangé hier soir. Le garçon le voit le matin, et pendant toute la matinée le chien ne présente rien de particulier et se promène de côté et d'autre.

Midi, 30. L'animal semble revenu à son état antérieur. Il est même moins sauvage qu'il n'était. Dans sa marche, on note un peu de parésie du côté droit. La patte postérieure droite traine par moments, et de temps en temps on observe des mouvements de flexion dans la patte antérieure droite. On prend le chien sur les genoux et on constate une raideur de la patte antérieure droite. On le change de côté et cette contracture persiste; elle disparaît cinq à six minutes après son apparition, au moment où on remet le chien par terre. La vue est toujours très-diminuée, sinon abolie entièrement du côté droit. Pupille peut-être un peu rétrécie de ce côté. Il est très-difficile d'étudier le sens de l'ouïe chez cet animal à cause de sa sauvagerie; il ne fait pas attention à ce qu'on lui dit. On ne peut le prendre non plus par la gourmandise, car il ne veut pas du sucre qu'on lui offre. La sensibilité générale, plus facile à étudier, présente un peu de diminution du côté droit. Les mouvements produits par l'excitation se produisent moins rapidement de ce côté surtout à la face. Mais s'il y a obtusion, c'est tout ce qu'on peut assurer. Temp. rectale : 39,4. P. 125. R. 18. Patte gauche antérieure : 21, postérieure : 17; patte droite antérieure : 20,2, postérieure : 16. Oreille gauche : 32, oreille droite : 32. Jusqu'à cinq heures l'animal ne présente rien de particulier.

5 heures. Attaques épileptiques successives toujours commençant et plus intenses du côté droit. Dans le court intervalle de ces attaques, convulsions limitées dans la face et les membres du côté droit.

6 heures. L'animal ne présente plus d'attaques, il n'a plus que des mouvements convulsifs du côté droit. La rotation de la tête a eu lieu du côté gauche aujourd'hui pendant et après les attaques.

Le 16. Le chien a mangé hier soir; il a passé la nuit dans le laboratoire. Ce matin il est trouvé en convulsions; le parquet est complétement mouillé par sa salivation.

1 heure. Attaques épileptiformes généralisées avec claquement de dents, salivation abondante, dilatation pupillaire du côté gauche et rétrécissement ponctiforme de la pupille droite. Ces attaques reviennent toutes les dix minutes et sont suivies chaque fois d'une respiration stertoreuse. Dans l'intervalle, convulsions du côté droit dans l'oreille, l'orbiculaire des paupières, les lèvres et les membres. Temp. rect. au milieu des attaques: 37,2. Resp. 16. Pouls: 130. Perte de connaissance, sensibilité abolie certainement à droite, obtuse à gauche. Pupille droite punctiforme; la gauche normale en dehors des attaques; tendance à la rotation de la tête à gauche.

3 h. 30. Attaques successives suivies de stertor. Le chien fait alors entendre un renflement très-fort. Temp. rectale: 37.

Amaigrissement très-marqué. Les yeux sont renfoncés dans les orbites; la cornée est intacte, ne présente pas d'opacité; pas de conjonctivite; rétrécissement punctiforme toujours à droite. Les attaques se sont succédés jusqu'au soir, où elles devenaient subintrantes. Elles ont probablement persisté toute la nuit.

Le 17, Ce matin, l'animal venait de mourir quand le garçon du laboratoire est arrivé : il était encore tout chaud.

Le 18. *Nécropsie.* Plaie de la tête suppurante; ouverture de l'os bouchée par des bourgeons charnus développés sur la dure-mère; celle-ci ne présente rien à sa surface externe de particulier, sauf au niveau de l'ouverture de l'os, par conséquent à gauche. Mais sa surface interne est tapissée à gauche par une pseudo-membrane purulente, épaisse de 1 millimètre environ et ayant pour limites : en avant le sillon crucial; en dedans la circonvolution externe supérieure (division postérieure), en dehors la troisième circonvolution externe dans les deux tiers qui confinent à la deuxième circonvolution et plutôt sa division frontale que la division postérieure, qui est à peu près intacte. Cette pseudo-membrane adhère à la substance cérébrale à l'origine des divisions frontales de la deuxième et troisième circonvolution. A ce niveau et dans l'étendue de 1 centimètre et demi tout autour plaque allongée d'avant en arrière de congestion très-intense, donnant à la surface cérébrale une couleur hortensia. On fait une coupe verticale à ce niveau, et on constate que cette congestion s'étend à quelques millimètres dans la substance blanche, et de plus on constate un piqueté formé par de petites hémorrhagies capillaires siégeant dans la substance grise, et les parties superficielles de la substance blanche.

Rien par ailleurs soit au niveau de la moelle et du bulbe, soit dans les parties profondes du cerveau. Le poumon droit présente trois ou quatre noyaux d'apoplexie pulmonaire. Il est sain hormis ces lésions. Le gauche est également sain. Foie peut-être un peu congestionné. Reins et rate intacts.

Dans cette observation intéressante, les premiers troubles observés ont consisté dans la diminution de la vue du côté opposé à la lésion, puis en attaques épileptiformes, et convulsions limitées au côté droit (côté opposé). De plus, ces convulsions ont présenté de particulier de se présenter isolément, tantôt dans les muscles de la face, tantôt dans les muscles des membres, et ainsi alternativement.

Ces phénomènes ont disparu pendant près d'un jour entier, sauf la perte de la vue à droite, et peut-être une légère diminution de la sensibilité générale.

De nouvelles attaques reparaissent du côté droit surtout. La sensibilité générale et spéciale de la vue s'est maintenue abolie du côté droit.

La rotation de la tête, qui se faisait d'abord vers l'épaule droite, s'est faite ensuite vers l'épaule gauche (côté correspondant).

Le rétrécissement pupillaire a eu lieu à droite.

La mort de l'animal a été précédée d'attaques épileptiformes complètes avec stertor. — Une salivation abondante a été notée. Ces attaques sont devenues subintrantes à la fin.

Abaissement de la température centrale le dernier jour ; tels sont les troubles observés chez ce chien.

OBS. XII. — Chien terrier, gris fer, vigoureux.

49 décembre. 1 h. de l'après-midi. L'animal est très-bien portant. T. R. 39,2. P. 90. Respiration 15. Patte gauche antér., 31 ; postér., 31,4 ; patte droite antér., 32 ; postér.. 32,2.

3 h. 1/2. Opération. Le pariétal droit est découvert à la partie postérieure. Ouverture de l'os. Par l'ouverture de la dure-mère la canule est poussée en avant dans une longueur de 3 à 4 centimètres. Cautérisation de la partie antérieure de l'hémisphère droit. Rien de particulier dans l'opération, sinon que l'extrémité de l'aiguille a été très-peu chargée de nitrate d'argent et qu'on l'a laissée très-peu de temps en contact avec la surface cérébrale, de manière à déterminer une irritation inflammatoirede peu d'étendue.

Le chien est reporté dans une niche, après qu'on a fait la suture de sa plaie.

Le 20. 1 h. 30. L'animal a bien mangé hier soir. Aujourd'hui son état est bon, sauf un peu d'abrutissement, et peut-être un léger défaut d'équilibre dans sa marche. mais cela peut tenir à ce que le chien ne s'appuie pas sur sa patte gauche postérieure lésée pour l'injection de chloral par la saphène externe. Rien par ailleurs. Pupilles égales.

On étudie la sensibilité générale et les sens comme d'habitude, et on ne constate aucun trouble. T. R. 39 ; P. 95 ; Resp. 15 ; patte gauche antér., 28 ; postér., 32 (lésée) (patte droite antér., 26 ; postérieure, 22.

4 h. 1/2. Même état.

Le 21. 1 h. 30. Le chien est amené au laboratoire. Il a bien mangé hier soir et ce matin.

Il est revenu à son état de gaîté antérieure ; il marche maintenant sur toutes ses pattes, nous ne notons aucun trouble des mouvements. T. R. 39,4 ; P. 90 ; R. 16 ; patte gauche antér., 13,4 ; postér., 12 ; patte droite antér., 14 ; postér., 12.

3 h. 30. Nous constatons, l'animal étant assis sur son derrière, une flexion de la patte antérieure gauche ; il repose souvent sur le dos du poignet.

On n'observe aucun phénomène anormal par ailleurs.

La sensibilité et les sens sont intacts. On les examine avec soin.

5 h. Nous avons observé à plusieurs reprises le trouble précédemment indiqué et rien autre chose.

Le 22. 1 h. L'animal est peut-être un peu moins enjoué qu'hier, mais il est doux et caressant.

Nous voyons, comme hier. se produire de fréquentes flexions de la patte antérieure gauche lorsque le chien est assis sur son derrière. Très-souvent cette patte se fléchit insensiblement, comme s'il ne s'en apercevait pas; puis quand il va tomber il la redresse brusquement; d'autres fois il la laisse ainsi fléchie s'appuyant principalement sur la droite.

Dans la marche nous n'observons pas cette flexion. Rien dans les autres pattes et la face. Sensibilité et sens intacts.

3 h. 30. On donne à manger au chien; il mange avec appétit. T. R. 39,4. P. 98. Resp. 15. Patte gauche antér., 22; postér., 14,4. patte droite antér., 20,4; postér., 12.

Le 23, 1 h. 20. Même état de l'animal. Il est très-doux, ne manifeste aucun trouble intellectuel. Toujours même phénomène du côté de sa patte antérieure gauche. Peut-être un peu d'ataxie dans cette patte. Sensibilité et sens intacts. Pupilles égales.

4 h. 30. T. R. 39,6; patte gauche antér., 22; postér., 18; patte droite antér.; 22; postér., 17,5.

Le 24. L'animal présente toujours la flexion de sa patte antérieure gauche quand il est assis sur son derrière. Cette patte se fléchit insensiblement, et le chien repose sur le dos du poignet ou au moins cette patte reste demi-fléchie. On fait marcher l'animal et il lance un peu son membre antérieur gauche en avant. Les mouvements de ce membre sont moins précis. La sensibilité et les sens ne présentent rien d'anormal. Pas d'abrutissement. Pupilles égales. T. R. 40.; P. 110; patte gauche antér., 18; postér., 16; patte droite antér., 15; postér., 14.

Le 25. Nous restons une demi-heure près de l'animal et nous n'observons pas de troubles bien marqués dans cet espace de temps. Temp. rectale 40; patte gauche antér.,22; patte droite antérieure 22,4

Le 26. 1 h. L'animal va très-bien. Il se nourrit bien, la plaie de sa tête se cicatrise.

Aucun trouble intellectuel. Pas d'altération de la sensibilité et des sens. Pupilles normales.

Nous ne trouvons pas nettement les phénomènes ataxiques et paralytiques observés les jours précédents dans la patte gauche antérieure. Temp. rectale 39, 6. Pouls 100.

Le 27. Nous ne pouvons déceler aucun trouble chez le chien. Temp. rectale 39,4; patte gauche antérieure 25; postérieure 29; patte droite antérieure 23; postérieure 22.

Le 29. L'animal continue à bien aller. Les troubles que nous avions observés ont entièrement disparu.

Le 7 janvier 1878. On le sacrifie.

Le 10. Nécropsie. Plaie des téguments cicatrisée.

Ouverture de l'os bouchée par une lame fibreuse adhérente aux parties molles extra-crâniennes, indépendante de la dure-mère.

Celle-ci ne présente rien à sa surface externe, sauf une petite opacité blanchâtre de la grosseur d'un petit pois siégeant à l'extrémité externe du sillon crural droit.

En enlevant la dure-mère on constate une adhérence au niveau de l'ouverture crânienne en arrière, mais la substance cérébrale qui sépare cette adhérence de l'opacité antérieure est absolument intacte. Au niveau de cette opacité, en arrachant la dure-mère on détermine à la surface cérébrale une légère ulcération. C'est là toutes les lésions que l'on peut découvrir.

Rien de particulier dens les couches profondes, et la moelle.

Comme on le voit, c'est à cette petite lésion limitée à l'extrémité du sillon crucial que l'on peut rapporter les troubles moteurs passagers que l'on a observés pendant la vie, dans la patte antérieure du côté opposé à la lésion. La lésion a été minime, parce que nous avions chargé l'aiguille avec laquelle nous opérons d'une couche très-mince de nitrate d'argent, et que nous avons laissé celui-ci très-peu de temps en contact avec la surface cérébrale. Ce dernier exemple montre bien que l'on peut limiter à volonté, et mieux que dans les expériences précédentes, l'irritation inflammatoire développée à la superficie de l'encéphale.

L'examen histologique du cerveau de ces chiens sera fait ultérieurement.

Nous regrettons de n'avoir pu faire jusqu'à présent un plus grand nombre d'expériences; mais celles que nous venons de rapporter en détail comportent déjà un certain nombre de faits intéressants. Nous indiquons ceux qui nous ont le plus frappés.

1° *Du procédé opératoire. — Comment agit le nitrate d'argent dans le cas présent? — Des centres sensitifs et psycho-moteurs.*

Ce qui ressort tout d'abord de nos expériences, c'est que

le procédé que nous avons employé, et dont nous avons donné les détails plus haut, nous permet évidemment de produire à volonté de la méningo-encéphalite localisée dans les différents points de la couche corticale des hémisphères cérébraux. De plus, cette irritation inflammatoire peut être déterminée dans des limites assez restreintes, ainsi que l'établissent les observations III, VI, VIII, IX, X et XII. C'est là un avantage dont l'expérimentation peut tirer le plus grand parti dans la question des localisations.

Nous relevons, en second lieu, la ressemblance qui existe entre les lésions produites chez nos animaux et celles que l'on observe en clinique : congestion, ramollissement, fausses membranes, adhérences, opacités, etc. Cette similitude se retrouve dans les troubles déterminés par ces lésions expérimentales et ceux qui accompagnent chez l'homme les altérations analogues. L'étude des observations relatées plus haut met en évidence cette similitude.

Voyons maintenant comment agit le sel d'argent que nous avons employé pour amener ces lésions et ces symptômes. Les faits démontrent que son action est locale et de plus qu'il agit sans désorganiser immédiatement la substance nerveuse corticale. En effet, si une destruction de l'élément nerveux était produite dans le cas présent par l'action du nitrate d'argent, on observerait alors des phénomènes analogues à ceux que déterminent l'ablation avec le bistouri ou la cautérisation au fer rouge, c'est-à-dire des phénomènes paralytiques immédiats. Or, ce n'est pas le cas, et nous voyons, au contraire, les accidents survenir chez nos animaux deux, trois, et jusqu'à cinq jours après l'opération.

On ne peut dire davantage que les troubles observés soient dus à l'excitation chimique, par le nitrate d'argent, de la substance grise corticale du cerveau ; car, s'il en était ainsi, l'excitation produite sur cette substance aurait lieu sur le champ et ne mettrait pas un temps si long à manifester ses effets.

Cet intervalle de temps, relativement long en effet, qui s'écoule entre la cautérisation et l'apparition des symptômes, démontre donc que ces derniers sont bien dus à l'irritation inflammatoire produite par le sel d'argent, qui, dans ce cas, agit comme le ferait probablement toute substance étrangère, et joue le rôle de simple épine inflammatoire.

De ce que nous ne produisons aucun phénomène en agissant sur les parties postérieures ; de ce que, au contraire, des troubles spéciaux de la motilité et de la sensibilité sont déterminés lorsque l'inflammation porte sur certaines parties de la région antérieure du cerveau, pouvons-nous conclure à l'existence de centres sensitifs et psycho-moteurs dans ces dernières régions ? Sans doute la dissociation des phénomènes observés peut s'expliquer de la sorte ; mais l'existence de ces centres, dont l'hypothèse a eu pour point de départ les expériences de Fritsch et Hitzig, est loin d'être démontrée d'une façon péremptoire. Les données sur lesquelles elle s'appuie sont, en effet, susceptibles d'une autre interprétation.

On peut réduire les différentes sortes de preuves émises à l'appui des centres psycho-moteurs à trois principales : les premières sont tirées des résultats obtenus par l'excitation électrique de certaines régions de l'écorce du cerveau ; les secondes, des résultats produits par l'ablation de ces régions ; enfin les troisièmes sont fondées sur l'atrophie descendante des fibres nerveuses qui partent de ces régions lorsque celles-ci sont diversement altérées. Passons en revue rapidement ces différents arguments.

A. — Lorsqu'on applique, ainsi que l'ont fait les premiers, MM. Fritsch et Hitzig, les deux électrodes d'un appareil faradique à courants induits interrompus sur les différents points de la convexité du cerveau d'un chien ou d'un singe, on constate que, tandis que cette excitation ne donne lieu à aucun phénomène particulier sur les parties postérieures, ou tout à fait antérieures, elle détermine, au contraire, sur une certaine région, des mouvements dans le côté du corps de l'animal opposé à cette région, qui est le siége de l'excitation. Chez le chien, cette région spéciale répond à la circonvolution sigmoïde et les parties voisines; chez l'homme, ainsi que l'établissent les données cliniques récentes, et chez le singe, elles correspondent à peu près aux parties qui entourent le sillon de Rolando. Partout ailleurs que dans ces *zones*, dites *motrices*, on ne put déterminer de phénomène moteur par l'excitation expérimentale; partout ailleurs, chez l'homme, des lésions très-étendues des circonvolutions des hémisphères peuvent ne s'accompagner, comme on le sait depuis longtemps, d'aucun symptôme du côté de la motilité (Charcot et Pitre, *Revue mensuelle de médecine et de chirurgie*, 1877).

De plus, ce département spécial de la convexité du cerveau peut être partagé en un certain nombre de sous-divisions, pour ainsi dire, et l'excitation de chacune d'elles produit des mouvements différents de ceux produits par l'excitation de la partie voisine : ainsi, telle partie, dont l'excitation produit des mouvements de la patte antérieure, n'en produit que dans cette patte; telle autre, située à côté, n'en produit que dans la paupière, une autre dans la langue, une autre dans la mâchoire, etc.

De ces faits on s'est cru autorisé à conclure que la substance grise corticale est excitable et qu'il existait dans une certaine région de l'écorce du cerveau une réunion de centres psycho-moteurs, voisins les uns des autres, mais distincts, pour les mouvements volontaires des différentes parties du corps du côté opposé.

Mais, ainsi que l'a montré M. Vulpian, il est facile d'expliquer les phénomènes observés sans être forcé de recourir à l'hypothèse de centres localisés dans l'écorce grise cérébrale.

« On sait que les fibres nerveuses de la substance blanche cérébrale s'épanouissent sous forme d'éventail, rayonnent vers la périphérie du cerveau pour se terminer dans la substance grise corticale. Eh bien ! il se peut que des fibres blanches offrant un certain degré d'excitabilité sensitive ou motrice proviennent des régions inférieures, profondes, de l'hémisphère cérébral et arrivent à la surface de l'encéphale dans les points considérés comme centres.

« Si l'on accepte l'hypothèse que des faisceaux de fibres arrivent des profondeurs du cerveau jusqu'à sa surface, on est forcé seulement d'admettre que ces fibres nerveuses ne viennent aboutir que dans certains points de la périphérie des hémisphères cérébraux. Or, il n'y a aucune difficulté sérieuse à admettre cette idée. On peut supposer que ces fibres, provenant des pédoncules cérébraux, traversent les corps striés sans s'y arrêter, en conservant leur excitabilité motrice et sensive, et viennent se rendre dans tels ou tels points de l'écorce cérébrale.

« Si cette supposition était fondée, la plupart des phénomènes, sinon tous, par lesquels se traduit l'excitabilité de l'écorce grise cérébrale ou de la substance blanche sous-jacente, ces phénomênes, dis-je, s'expliqueraient assez facilement. Il suffit, en effet, qu'un courant galvanique ou faradique, d'intensité suffisante pour traverser l'épaisseur de l'écorce grise cérébrale, vienne à passer dans un point de cette écorce où aboutit un trousseau de fibres nerveuses ayant certaines relations avec une partie du corps déterminée, avec les muscles d'un membre antérieur, par exemple ; le courant irrite ces fibres à leur extrémité périphérique et l'irritation est transmise aux muscles de la partie qu'elle fait entrer en activité. » (Leçon du 29 juin 1876, recueillie par M. Bochefontaine, *Journal de l'Ecole de médecine*).

Or, l'existence de ces fibres douées d'excitabilité sensitive ou motrice paraît bien établie. L'on sait, en effet, que si on enlève la substance grise dont l'excitation produit tel mouvement et si on électrise la couche de substance blanche sous-jacente, on voit se produire les mêmes effets que lorsqu'on excitait la substance grise.

MM. Carville et Duret détruisent par le fer rouge une partie de l'écorce grise désignée comme centre d'un mouvement déterminé; or, en appliquant les électrodes sur l'eschare ainsi produite, c'est-à-dire en excitant les fibres blanches sous-jacentes, on détermine le même mouvement. Ces faits démontrent bien que l'intégrité de la substance grise corticale n'est pas indispensable à la production par les courants électriques des mouvements localisés.

M. Vulpian (1), du reste, a pu suivre dans la profondeur de la substance blanche ces faisceaux de fibres nerveuses excitables par l'électricité. Voici en quelques mots le procédé qu'il emploie : on prend deux électrodes formés par un fil de cuivre recouvert de gutta-percha. La surface de section du fil de cuivre,large d'un demi-millimètre à peine, est seule découverte, et par elle seule peut s'échapper le fluide électrique. On enfonce ces deux électrodes dans la pulpe cérébrale en traversant la couche corticale en dehors des points regardés comme centres, c'est-à-dire chez le chien, par exemple,soit en arrière, soit en avant du girus sygmoïde. On fait passer un courant faradique et, lorsque les fils sont à une profondeur déterminée, l'animal pousse des gémissements et ses pupilles se dilatent ; en même temps il y a des mouvements dans les membres du côté opposé. Si les fils sont introduits plus profondément dans la substance cérébrale, on ne constate aucun de ces phénomènes. Autrement dit, lorsque ce sont les fibres qui sont situées sous le gyrus sigmoïde et les parties voisines qui sont excités, alors on observe les phénomènes particuliers

(1) Cours de pathologie expérimentale et comparée. 1876-77.

que nous venons d'indiquer, mais on ne constate plus rien du tout lorsque l'excitation porte en dehors de ces points que l'on peut parfaitement limiter.

Ces expériences, pour ne citer que celles-là, démontrent bien l'existence de faisceaux de fibres blanches séparés et distincts, et dont l'excitation produit des mouvements limités à la partie du corps, au groupe musculaire où ils se rendent.

Or, ces faisceaux de fibres blanches excitables sont uniquement situés sous les parties de l'écorce grise dont l'excitation produit des mouvements ; si l'excitation faradique agit sur ces faisceaux de fibres et non sur la substance grise d'où ces fibres partent, pour déterminer des mouvements, il devient facile de comprendre pourquoi les excitations de la couche grise située sur les parties postérieures ne produit aucun phénomène. Dans cette partie de l'écorce, en effet, il ne se rend, comme l'expérimentation le démontre, aucune fibre excitable.

Quand on sait avec quelle facilité les courants faradiques ou galvaniques diffusent à travers les tissus, on comprend qu'ils peuvent agir aussi bien sur la substance blanche que sur la substance grise, ainsi que l'ont établi MM. Carville et Duret (*Archives générales de médecine*, 1875). Il est donc rationnel d'attribuer les phénomèmes observés à l'excitation des fibres blanches dont nous avons parlé, et il n'est pas besoin de recourir à l'hypothèse de centres localisés dans l'écorce grise cérébrale.

M. Bochefontaine a communiqué à l'Académie des sciences une série de recherches qui montrent combien l'on est peu en droit de conclure à l'excitabilité de la substance grise dans les expériences de Hitzig, Ferrier, etc. — En effet, dit M. Bochefontaine, il faut, pour obtenir dans ces expériences les mouvements des membres, faire usage d'excitations électriques assez intenses : or, ce fort courant faradique, qui fait mouvoir les membres (et contracter la rate, la vessie, les intestins, etc), quand il est appliqué sur la circonvolution du gyrus, ce même courant est capable d'exciter le nerf radial à travers les tissus qui le recouvrent au niveau du tiers inférieur du bras. Il est donc indubitable que le courant faradique diffuse à travers l'écorce grise du cerveau et va exciter la substance blanche sous-jacente, dans laquelle se trouvent des fibres dont les extrémités profondes sont en rapport médiat ou immédiat avec des groupes de muscles striés, avec des muscles à fibres lisses et même avec des glandes sécrétantes. Or, si l'excitabilité de la substance grise corticale n'est pas démontrée, l'existence des centres moteurs localisés dans des points spéciaux de cette substance n'est pas prouvée non plus. » (Bochefontaine, Acad. des sciences, 17 juill. 1876.)

Ainsi qu'il résulte encore des expériences faites par MM. Bochefontaine et Lépine, l'excitation électrique des parties regardées comme centres des mouvements volontaires ne détermine pas seulement des mouvements des membres, mais elle retentit encore sur les vaso-moteurs, et amène une augmentation de la tension sanguine intra-carotidienne et provoque la salivation.

M. Bochefontaine a de plus démontré que leur action du côté du foie, du pancréas, de la rate, des intestins, de la vessie, ne saurait non plus être mise en doute ; de sorte que l'on serait autorisé à considérer ces centres volontaires des membres comme étant également des centres pour les organes en question qui appartiennent à la vie végétative.

B. — Les expériences dans lesquelles MM. Carville et Duret ont observé une abolition passagère de certains mouvements, après avoir enlevé certaines parties de l'écorce grise cérébrale, ne prouvent pas davantage l'existence des centres psycho-moteurs dans ces parties. En effet, lorsqu'avec une curette ces expérimentateurs enlèvent la partie de l'écorce grise dont l'excitation électrique est suivie de mouvements dans la patte antérieure du côté opposé, par exemple, la paralysie des mouvements volontaires dans cette patte ne démontre pas que la partie supprimée soit l'organe de l'incitation volontaire de ces mouvements. On a seulement interrompu le chemin que suivait l'incitation volontaire pour aller de l'écorce grise dans la patte ; on a intercepté la communication entre les fibres blanches et l'écorce cérébrale toute entière.

« Il est possible, dit M. Vulpian, que l'influence motrice des différents points de l'écorce grise toute entière soit obligée de passer par les régions considérées comme des centres psycho-moteurs, pour atteindre les trousseaux des fibres blanches qui, presque seules, mettent cette écorce en rapport avec les membres. Les trousseaux de fibres n'ayant pas d'autre communication avec la substance grise corticale, si l'on enlève la substance corticale dans ce point seulement, on supprimera toute relation entre l'écorce entière, et le trousseau de fibres dont il s'agit. En un mot on produit la paralysie d'un membre, non pas en enlevant dans l'écorce grise cérébrale le centre volontaire de ce membre, mais en interrompant en grande partie la communication nerveuse entre ce membre et la substance grise corticale tout entière.»

« Supposons, ce que nous pouvons reproduire expérimentalement, une perte de substance siégeant dans un autre point de la surface des hémisphères cérébraux. Il n'existe pas alors de paralysie des membres du côté opposé. Rien de plus naturel dans notre hypothèse, puisque toute l'influence motrice de tout le reste de la couche grise corticale passe toujours par le petit trousseau de fibres nerveuses qui met en rapport les membres et l'écorce cérébrale.

« Enlevons maintenant l'écorce cérébrale dans la région où viennent les fibres en question, ces fibres ne peuvent plus recevoir l'influence de l'écorce cérébrale et la paralysie s'ensuit. » (Loc. cit.)

Les expériences de MM. Carville et Duret elles-mêmes apportent un argument de grande valeur contre la théorie des centres psycho-moteurs.

Ces auteurs enlèvent chez un chien les centres moteurs des membres dans l'hémisphère droit. Il en résulte une paralysie des membres du côté gauche, paralysie que ces auteurs ont appelée « *paralysie de la motricité volontaire corticale* » et qui a ce caractère spécial, d'être incomplète et de porter principalement sur les muscles extenseurs. Au bout de quelques jours cette paralysie disparaît. On pouvait admettre que la fonction avait été remplie par un fonctionnement plus énergique des parties correspondantes dans l'hémisphère opposé, il y avait suppléance.— Mais cette manière de voir ne peut plus être acceptée si l'on tient compte des faits suivants. L'animal guérit de sa paralysie des membres du côté gauche, on met alors à découvert l'hémisphère cérébral gauche, et on enlève les centres moteurs de ce côté. Or il se produit de la paralysie des membres du côté droit, sans que la paralysie des membres du côté opposé reparaisse ; et quelques jours après, la paralysie du côté droit a disparu, comme avait disparu, dans la première partie de l'expérience, la paralysie des membres du côté gauche.

Cette expérience très-ingénieuse non-seulement ruine la théorie de la compensation pour les centres moteurs du côté opposé, mais encore elle conduit MM. Carville et Duret à admettre que la compensation est effectuée pour les parties voisines du même hémisphère, suivant une loi « de la substitution fonctionnelle » d'une partie d'un hémisphère par un autre, hypothèse qui confirme la loi de suppléance de Flourens, Longet, M. Vulpian, etc.

« Si dans ce cas on admet que les centres détruits bilatéralement ont été suppléés par des parties voisines de l'écorce grise des hémisphères, c'est-à-dire qu'un centre peut être remplacé dans sa fonction par une autre partie de l'écorce du même hémisphère, on émet une hypothèse qui n'est autre chose que la négation même de ces centres. » M. Mathias Duval, *Dict. de médecine et chirurgie pratiques*, t. XXIII, p. 617).

C. — Enfin des faits cliniques d'une grande valeur signalés par M. Charcot ont été apportés à l'appui de la théorie de centres psycho-moteurs localisés dans l'écorce grise cérébrale. M. Charcot a vu en effet que les lésions de la substance grise corticale du cerveau peuvent déterminer une atrophie descendante de l'isthme de l'encéphale et de la moelle épinière, quand elles sont situées dans la partie supéro-interne des circonvolutions frontale et pariétale ascendante, tandis que les lésions des autres parties de l'écorce grise du cerveau ne produisent rien de semblable.

On sait encore que des faits expérimentaux du même ordre ont été apportés par M. Vulpian (*Archives de physiologie*, 1876).

Est-on en droit de conclure de ces faits que les régions altérées de la couche grise corticale du cerveau sont, elles seules, des centres trophiques pour les faisceaux blancs atrophiés qui en portent ? Nous ne le pensons pas, M. Vulpian d'ailleurs, dans son cours de l'année scolaire 1876-77, a refuté cet argument.

La démonstration invoquée pour expliquer les faits de paralysie peut être appliquée à ceux d'atrophie descendante. Admettons avec M. Vulpian que toute l'écorce grise des hémisphères cérébraux exerce sur les faisceaux atrophiés une influence trophique ; qu'elle soit tout entière pour ces faisceaux un vaste centre trophique, de même qu'elle est pour eux un centre d'incitation volontaire. Lorsque l'écorce grise sera détruite soit pathologiquement, soit expérimentalement, dans le point où certains faisceaux blancs viennent communiquer avec elle, qu'arrivera-t-il ?

Les faisceaux blancs dégénéreront, comme le font les bouts périphériques des cordons nerveux séparés par une section transversale d'avec leurs centres trophiques ganglionnaire ou médullaire.

Ce que démontreraient tout au plus les faits cliniques d'atrophie, c'est que certaines fibres (les fibres excitables) semblent avoir leur centre trophique dans la couche corticale, et que celles qui ne sont pas excitables semblent ne pas l'avoir dans cette écorce grise.

Pressé par le temps qui nous oblige à limiter ce travail, nous sommes forcé de passer sous silence un grand nombre de faits et de doctrines émises sur la question par d'éminents physiologistes, MM. Brown-Séquard, Schiff, etc.

Nous croyons avoir rapporté les arguments les plus probants invoqués pour établir que l'excitabilité de la substance grise et l'existence des centres psycho-moteurs localisés dans cette substance sont loin d'être démontrées d'une façon péremptoire.

Or, nos expériences ne comportent pas davantage la preuve de l'existence de centres psycho-moteurs. Les phénomènes auxquels elles ont donné lieu sont susceptibles en effet de la même interprétation que les faits d'excitation, de paralysie et d'atrophie signalés plus haut; ils peuvent s'expliquer en admettant l'hypothèse que l'écorce grise des hémisphères cérébraux n'est pas excitable par les divers agents mécaniques, physiques ou chimiques, et qu'elle constitue un vaste centre de cérébration répandu par toute la surface des hémisphères cérébraux.

L'irritation inflammatoire relativement lente, progressive, déterminée dans l'écorce cérébrale par la cautérisation avec le nitrate d'argent se propage aux faisceaux de fibres qui relient l'organe de l'entendement aux centres inférieurs : ainsi s'expliquent les phénomènes convulsifs observés, et qui sont limités à telle ou telle partie du corps suivant le siége de la lésion cérébrale. Par suite de la destruction inflammatoire de l'écorce, la communication de cette écorce des faisceaux sous jacents est interrompue et l'on s'explique ainsi les paralysies de la motilité et de la sensibilité. Lorsqu'enfin l'inflammation porte sur des régions (partie postérieure) où n'aboutissent pas de faisceaux de fibres sensitives ou motrices, elle ne détermine aucun phénomène. Le contraire a lieu pour les deux tiers antérieurs.

Autrement dit, nos observations ne démontrent pas que l'écorce grise du cerveau jouisse de propriétés spéciales dans certains cantons. Elles ne sont pas contraires à l'opinion de Flourens qui lui attribue dans toute son étendue les mêmes propriétés et les mêmes aptitudes fonctionnelles. Il ne siége pas ici un centre pour le mouvement du bras, là un centre pour les mouvement de la queue, ailleurs un centre pour la vue, et quelque part un autre centre pour l'ouïe. Il semble mieux établi que les impressions sensitives de la vue, de l'ouïe, etc., parviennent seulement à cette écorce dans des points différents ; que les ordres de la volonté et de l'intelligence, qui en partent, suivant certains chemins spéciaux et distincts suivant les parties du corps où elles se rendent ; que la voie paroù elles arivent au bras diffère de celle qu'ils prennent pour se rendre à la langue, etc. Déterminer d'une façon précise quels sont ces chemins, de quel endroit partent les trousseaux de fibres nerveuses qui les constituent, et dans quels points ils aboutissent, nous paraît une question des plus dignes d'attirer l'attention des physiologistes et des cliniciens. C'est à la question des localisations ainsi comprise que nous avons essayé d'apporter quelques documents expérimentaux.

« La question des localisations cérébrales, dit M. Vulpian (loc. cit.) présente une double face. Elle peut être envisagée au point de vue de la physiologie et au point de vue de la clinique. En ce qui concerne la physiologie, on peut dire que la localisation des centres spéciaux dans l'écorce grise du cerveau pour les mouvements de telle ou telle partie du corps n'est pas encore démontrée d'une façon péremptoire. Au contraire, si nous nous plaçons au point de vue de la clinique, nous pouvons dire que les faits conduisent à admettre que les lésions de telles ou telles régions de la substance grise du cerveau n'ont pas toutes la même influence sur les diverses parties du corps. Il semble surtout très-probable que des lésions situées dans la portion supérieure des circonvolutions marginales déterminent plus constamment une paralysie des membres du côté opposé que les lésions soit des autres points de ces circonvolutions, soit des autres circonvolutions. »

Nos expériences viennent confirmer les données expérimentales et les indications fournies par la clinique au sujet des phénomènes moteurs. Elles tendent de plus à démontrer que l'on peut établir des localisations cérébrales pour la sensibilité et les sens, comme on en a fait pour les mouvements.

2° *Troubles de l'intelligence.*

L'écorce grise du cerveau, ainsi que cela est établi depuis longtemps, est l'organe des phénomènes intellectuels, il n'est donc pas étonnant qu'une lésion portant sur cet organe en trouble les fonctions. Ce fait est d'observation journalière chez l'homme. Les animaux paraissent susceptibles des mêmes troubles, ainsi que l'établissent les observations III et IX. Chez les deux chiens qui font le sujet de ces observations, une lésion assez circonscrite des parties antérieures de l'écorce cérébrale a donné lieu à des désordres intellectuels les plus manifestes ; nous rappelons leur histoire.

Le premier chien, montra d'abord quand on l'observa le lendemain une tristesse, un état d'inquiétude qui contrastait avec ses habitudes de gaieté antérieures. Il dormait paisiblement près d'un autre chien qui était à ses côtés, lorsque nous le voyons se réveiller brusquement et aboyer contre un mur sans que rien en apparence dût éveiller son attention, spécialement de ce côté. Une hallucination de l'ouïe, des voix inconnues et menaçantes sont venues peut-être troubler son sommeil? En tout cas, l'animal se lève brusquement, prend un air courroucé et se met, pour ainsi dire, à engager la lutte avec l'ennemi invisible pour nous, qu'il semble apercevoir sur la muraille. Il aboie, avance en montrant les dents, mais l'ennemi s'approche (il semble que l'on assiste à la scène), alors l'animal se met à reculer tout en aboyant toujours, et enfin, se voyant sans doute le plus faible, il abandonne la place et s'enfuit. Il se cache dans un coin, on lui met une planche devant les yeux, et le chien plongé dans cette demi-obscurité reprend son calme antérieur.

M. Magnan, dans ses recherches expérimentales sur l'alcoolisme, cite des cas à peu près semblables; mais c'était principalement la nuit que se produisaient les manifestations délirantes, les pauvres bêtes étant en cela semblables aux malades alcooliques chez lesquels les frayeurs et les fantômes réapparaissent avec la nuit. Chez notre chien l'obscurité semble au contraire avoir calmé les phénomènes délirants.

L'observation IX n'est pas moins intéressante que la précédente.

L'animal, qui était très-doux et très-familier les jours précédents, qui, la veille même paraissait dans un état d'abrutissement très-marqué, aujourd'hui présente une excitation des plus grandes. Il ne reconnaît pas le garçon qui le soigne habituellement, et ne permet pas à celui-ci de le toucher lorsqu'il va le chercher dans sa niche. Le chien saute alors dans la cour où se trouve un certain nombre d'animaux de même espèce et court précipitamment de l'un à l'autre pour les sentir. Il se laisse enfin prendre ; mais à peine amené au laboratoire il est pris d'une attaque épileptiforme des plus caractéristiques suivie d'abord de mouvements de propulsion directement en avant, ensuite de manége. Le calme, bien loin de revenir, est remplacé par une excitation et un état délirant des plus manifestes. L'animal ne nous reconnaît pas et court comme un fou dans l'appartement en grognant et mordant même dans le vide. Il présente une frayeur considérable, montre les dents et cherche à mordre dès qu'on veut en approcher. Comme le précédent, c'est dans un coin obscur qu'il se réfugie, et la nuit, au lieu d'augmenter ses frayeurs, a semblé ramener le calme. Le lendemain, sauf peut-être encore un peu de défiance, l'animal était revenu à sa douceur de caractère qui a persisté depuis.

Ainsi que l'a rappelé M. Magnan à la Société de biologie le 15 décembre, lors de la communication de l'observation de ce chien par M. Bochefontaine, chez les animaux à qui il a fait des injections de teinture d'absinthe, la règle est que le délire ne survienne qu'après une série d'attaques convulsives. Quelquefois, cependant, le délire éclate immédiatement après une seule attaque, ou bien suit une seule attaque, mais après un intervalle de temps variable.

Ces observations sont intéressantes en ce qu'elles montrent le passage insensible et indifférent, pour ainsi dire, d'une catégorie de troubles à l'autre, des troubles moteurs aux troubles psychiques. La distance, que l'on s'est plu à exagérer chez l'homme entre ces deux ordres de phénomènes, est au moins bien faible chez les animaux.

Mais, de même chez l'homme, quoi de moins rare que de voir une attaque convulsive suivie d'un accès de manie, et inversement l'apparition de convulsions être la terminaison d'une attaque de folie ? La liaison, l'espèce de parenté qui unit ces deux catégories de phénomènes moteurs et sensitifs d'une part, psychiques d'autre part, est encore mise en évidence par les faits journaliers de la transformation héréditaire d'une névrose dans l'autre. Un épileptique donne naissance à un fou, celui-ci à un épileptique, etc.; les faits de ce genre abondent. En un mot, ainsi que le fait très-justement remarquer M. Maudsley, l'altération morbide, condition physique des troubles sensoriels et moteurs, est bien voisine de celle qui est la condition des troubles intellectuels et affectifs. Ce n'est pas dans la nature même de l'altération, mais dans ses degrés ou ses modes qu'il faut chercher la différence. « Une maladie de l'esprit est un « désordre où il n'y a rien de métaphysique, mais qui est « rigoureusement comparable aux autres troubles nerveux « observés dans la chorée, l'épilepsie, etc. Il faut, une fois « pour toutes, se bien convaincre que cette conception « pathologique de la nature de l'aliénation mentale est con- « forme à la réalité des choses ; on échappera ainsi à une « multitude de spéculations vaines. C'est surtout indispen- « sable quand on s'applique à se former une juste et exacte « opinion de la responsabilité des fous. » — (Le crime et la folie, 2.42.)

Nous faisons remarquer, en terminant, la coïncidence des troubles intellectuels déterminés chez les deux chiens, dont nous avons rapporté l'histoire, avec les lésions des parties anterieures du cerveau observées chez ces animaux.

3° *Troubles de la motilité.*

Ainsi qu'on a pu le voir, les observations que nous avons relatées sont une nouvelle preuve à l'appui de l'opinion basée d'ailleurs sur les données expérimentales et cliniques récentes, que les lésions de la convexité du cerveau déterminent des troubles différents suivant les points où elles siégent. Ces faits établissent bien la possibilité des localisations cliniques dans le système cortical des hémisphères cérébraux. Quant à l'interprétation physiologique ou théorique, nous avons vu que l'on est loin d'être d'accord ; mais c'est là le petit côté de la question. Comme l'a très-bien dit M. Pozzi « l'intéressant est de savoir s'il y a à la surface du cerveau des régions déterminées où une lésion produit (par quelque mécanisme que ce soit) des phénomènes spéciaux du côté de la motilité de la sensibilité ou de l'intelligence, de telle sorte que, ces phénomènes survenant, on puisse désigner, par une induction légitime, le siége de la lésion qui les a produites. » (*Archives gén. de médecine*, 1877.)

C'est en marchant sur ce terrain solide, le terrain clinique, que M. le professeur Charcot peut apporter tous les jours les documents les plus précieux à l'élucidation de cette intéressante question des localisations.

Nous nous bornons à relever les faits principaux qui découlent de nos observations au point de la motilité.

Ainsi que cela a été établi déjà depuis longtemps par les faits cliniques, récemment par les faits expérimentaux, les régions postérieures du cerveau semblent n'avoir aucun rapport avec les phénomènes moteurs. Dans les expériences VI, VIII et X, nous avons pu déterminer sur le tiers postérieur d'un hémisphère cérébral, soit à gauche, soit à droite, les mêmes lésions que sur les parties moyennes et antérieures, sans qu'aucun accident résultât de cette méningo-encéphalite. Mais il n'en a pas été de même dans les autres expériences où l'irritation inflammatoire a porté tantôt sur la circonvolution du gyrus seulement (obs. III, IX et XII), tantôt sur les parties situées en arrière et latéralement. Alors des troubles différents suivant les points altérés ont pu être observés.

Ces troubles ont eu presque tous pour caractère commun de n'apparaître que quelques jours après la cautérisation des régions corticales, ce qui établit qu'ils ne sont pas dus à l'excitation immédiate de la substance grise, dont la mise en jeu serait amenée par l'irritation du sel d'argent, mais qu'ils sont au contraire déterminés par l'inflammation consécutive, celle-ci agissant pour les uns sur des centres moteurs, pour les autres sur l'extrémité des fibres nerveuses excitables. Quoi qu'il en soit, suivant la marche plus ou moins rapide de l'inflammation, ses périodes et ses degrès d'intensité, on constate des phénomènes différents : convulsions ou paralysies.

Au début ce ne sont souvent que des phénomènes ataxiques variés. Tantôt on observe de l'incertitude dans les mouvements des membres ou d'un seul membre du côté opposé à la lésion : ceux-ci sont moins précis ; l'animal semble chercher où poser le pied, pour ainsi dire. Tantôt il y a une véritable incoordination et les pattes sont jetées en haut, en avant, en dehors ou en dedans d'une façon inopportune.

Mais lorsque les phénomènes congestifs ou inflammatoires viennent à se mieux caractériser, alors apparaissent les attaques franchement épileptiformes avec dilatation pupillaire, claquement de dents, salivation quelquefois excessivement abondante, période tonique, période clonique. Une fois l'érection à été notée au début d'une attaque (obs. V).

En général, ces attaques commencent par le côté opposé à la lésion cérébrale, pour s'étendre ensuite à tout le corps, mais les convulsions restent toujours plus intenses du côté opposé. Quelquefois, elles se limitent absolument du côté opposé, et dans l'obs. VII, on put constater même une dilatation pupillaire unilatérale du côté hémiépileptique. Elles commencent tantôt par les membres pour gagner la face, tantôt par la face pour s'étendre ensuite aux membres.

Un caractère encore fréquent que présentent ces attaques épileptiformes, c'est de n'avoir pas de période de stertor ; et l'on peut voir l'animal se relever, aussitôt les convulsions passées, et revenir à son état antérieur. Nous avons vu souvent encore ces attaques se terminer par des mouvements de manége. Deux ou trois fois, on a observé une abondante émission d'urine.

La plupart du temps, ces phénomènes d'excitation intense font place à des troubles convulsifs à caractère moins tranché, ou à des troubles paralytiques, mais quelquefois comme dans les obs. IV et IX) ces accès épileptiformes deviennent pour ainsi dire subintrants et épuisent rapidement l'animal.

A côté des attaques épileptiques, nous voyons les convulsions, soit généralisées, mais plus fortes du côté opposé à la lésion, soit plus souvent limitées à ce côté opposé. Tantôt elles s'observent simultanément dans les membres et la face ; tantôt alternativement et cela d'une façon très-tranchée (obs. XI) ; enfin dans certains cas elles restent absolument localisées dans un membre, ou bien dans un côté de la face (du côté opposé). Exceptionnellement on voit ces convulsions dans les deux côtés de la face et dans les membres des deux côtés à la fois.

Plusieurs fois ces convulsions ont pris le caractère choréiforme d'une façon très-nette et ces troubles n'existaient souvent que du côté opposé à la lésion.

Les troubles paralytiques comme les précédents se sont manifestés en général du côté opposé à la lésion cérébrale. On peut les diviser en deux espèces différentes. Tantôt nous les avons vus survenir au début des accidents, et ils ont consisté en une flexion des pattes de l'animal, comme l'ont observé MM. Carville et Duret chez les chiens à qui ils avaient fait l'ablation de certaines régions corticales. Les observations II, VII, IX, XII présentent des exemples de cette paralysie, désignée par les auteurs sous le nom de « paralysie de la motricité volontaire corticale. » Comme dans les cas signalés encore par ces expérimentateurs, nous avons pu voir ces troubles disparaître entièrement et l'animal recouvrer l'usage de ses mouvements d'une façon complète, c'est-à-dire que les animaux étaient aussi adroits, aussi maîtres de leurs mouvements qu'avant l'experience.

Différentes sont les paralysies terminales qui ont succédé aux phénomènes convulsifs, dans les autres observations où il y avait une lésion beaucoup plus étendue. Dans ces cas, la guérison n'a pas eu lieu, il n'y a pas eu « suppléance fonctionnelle» complète, mais là encore, ces phénomènes paralytiques ont eu pour caractère d'être incomplets, de varier d'intensité d'un jour à l'autre. Ces troubles paralytiques, siégeant en général du côté opposé, ont porté sur les membres le plus souvent, quelquefois sur les muscles de la face, en particulier le pavillon de l'oreille, les lèvres et les peauciers du cou ; d'autres fois enfin, l'incontinence des urines et des selles a été observée. Souvent ces paralysies diverses étaient interrompues par des phénomènes convulsifs terminaux, pour ainsi dire, dont le peu d'intensité et le caractère peu tranché contrastaient avec les phénomènes convulsifs violents du début.

Citons enfin comme troubles moteurs, les mouvements de manége souvent constatés avant ou après les attaques épileptiformes et la rotation de la tête du côté correspondant à la lésion cérébrale en général, mais toutefois pas exclusivement. Dans l'observation XI, par exemple, on voit la rotation de la tête se faire vers l'épaule droite d'abord, c'est-à-dire du côté opposé, puis plus tard se faire à gauche, c'est-à-dire du côté correspondant. Le mouvement de « *rotation en rayon de roue* » a été également plusieurs fois observé (obs. IV, V). Les faits que nous rapportons peuvent servir à l'interprétation théorique que l'on a donnée de ces derniers troubles. Enfin nous relevons l'analogie du mouvement de propulsion directement en avant constaté dans l'obs. IX et ceux que l'on observe en clinique. Dernièrement nous avons pu voir dans le service de M. Magnan à l'asile Sainte-Anne, un paralytique général qui a présenté des phénomènes absolument analogues. Les troubles pupulaires ont consisté en un rétrécissement de la pupille du côté opposé à la lésion en général, mais aussi quelquefois des deux côtés. — La dilatation des pupilles a eu lieu des deux côtés dans les cas d'attaques épileptiques générales, et quelquefois du côté hémiépileptique seulement, quand ces attaques ont été unilatérales.

En résumé, nos expériences concordent avec les expériences de MM. Fritsch, Hitzig, Ferrier, Carville, Duret, etc., qui démontrent qu'il y a certaines zones de l'écorce plus spécialement en rapport avec tel ou tel mouvement musculaire, que la circonvolution du gyrus est plus spécialement en rapport avec les mouvements des membres du côté opposé (obs. III, IX, XII) ; que les mouvements des muscles de la face ont une liaision plus directe avec les divisions frontales des deuxième et troisième circonvolutions externes.

Les différents troubles que nous avons observés : attaques épileptiformes très-nombreuses, convulsions diverses ; troubles ataxiques et paralytiques, rotation de la tête, etc., peuvent servir à l'interprétation des phénomènes analogues observés en clinique.

4° *Troubles de la sensibilité et des sens.*

On connaît les travaux intéressants qui dans ces dernières années ont établi l'existence d'une hémianesthésie de cause cérébrale. Les observations cliniques de Türck, de Rosenthal, de Charcot, Veyssière, Rendu, Raymond, ont, en effet, démontré qu'une lésion de la partie postérieure de la capsule interne déterminait l'abolition totale de la sensibilité du côté opposé à la lésion. Les expériences, faites dans le laboratoire de M. Vulpian, par M. Duret, M. Veyssière, M. Raymond ont donné d'ailleurs des résultats conformes aux enseignements de la clinique. L'anatomie elle-même avait précédé ces travaux et en 1873, M. Meynert avançait l'existence dans la capsule interne d'un faisceau de fibres nerveuses, distinct des autres, et ayant pour fonction suivant lui de transporter à la surface des régions postérieures du cerveau, les impressions sensitives venues du côté opposé du corps.

Cette hémianesthésie, ainsi que l'a très-bien établi M. Charcot (1), présente de particulier, sa ressemblance parfaite avec l'hémianesthésie hystérique ; c'est-à-dire qu'elle a pour caractère, outre sa délimitation à la moitié exacte du corps, de porter, non-seulement sur la sensibilité générale, mais encore de frapper les appareils sensoriaux sur le côté du corps ou siége l'anesthésie cutanée. C'est là un fait constaté d'ailleurs par M. Magnan, dans l'hémianesthésie de cause alcoolique (*Gazette hebdomadaire*, novembre 1873).

Ainsi que le fait remarquer M. Charcot, ces faisceaux postérieurs de la capsule interne, dont la lésion est suivie de tels troubles sensitifs, ne peuvent représenter qu'un lieu de passage, uu carrefour où les fibres centripètes dont il s'agit se trouvent toutes représentées avant de diverger vers les parties superficielles du cerveau, et il serait intéressant de rechercher le point d'arrivée de ces fibres à la couche corticale. Là en effet, il est rationnel d'admettre, je ne dis pas des centres sensitifs spéciaux, mais des régions distinctes et séparées, où viennent aboutir les fibres nerveuses qui relient l'organe de l'entendement aux parties centrales inférieures. Dans cette hypothèse, une lésion limitée de l'écorce donnera lieu à des symptômes spéciaux, et pourra servir à l'étude des localisations cérébrales.

Jusqu'à ce jour la clinique est à peu près muette à cet égard ; elle ne saurait tarder à venir éclairer la question. Dans la paralysie générale en particulier pour ne parler que de cette affection, il n'est pas rare de voir des abolitions subites unilatérales de la sensibilité et des sens, survenir en même temps que les attaques apoplectiformes.

1) Leçons sur les localisations dans les maladies du cerveau.

Elles sont, comme ces dernières, la conséquence terminale des poussées congestives ou inflammatoires qui se font du côté de l'écorce. Profiter de ces faits cliniques, et s'assurer aux lésions de quels points de l'écorce du cerveau répondent la plupart du temps ces troubles, n'est qu'une affaire de temps et d'observation.

Déjà, pour le sens de la vue, il existe dans la science un certain nombre de faits établissant que l'amaurose est quelquefois sous la dépendance d'une lésion matérielle des parties superficielles du cerveau. Dans les *Archives de médecine* de 1864, t. I, M. Lancereaux rapporte, entre autres, deux observations d'amaurose, dans lesquelles on trouva à l'autopsie du malade une lésion du lobe antérieur du cerveau du côté opposé, et en même temps une altération des bandelettes optiques, consistant en une diminution de volume, avec état granuleux et régressif de l'élément nerveux et un épaississement de la trame conjonctive. Outre ses observations propres, M. Lancereaux en rapporte un assez grand nombre, prises dans plusieurs auteurs, et il termine par cette conclusion : « ...... Des attaques, consistant dans l'abolition « momentanée de toutes les fonctions cérébrales, quelque« fois accompagnées de convulsions ou de tremblement « général, précédant ou venant s'ajouter à l'amaurose, « éveilleront l'idée d'une affection ayant pour principal « siége l'un des lobes antérieurs du cerveau. »

Nous trouvons dans la thèse de M. Hayem l'observation suivante.

Obs. X. — La nommée Elisabeth X..., âgée de 26 ans, est entrée, dans le courant des années 1866 et 1867, plusieurs fois à l'infirmerie de la Salpêtrière, dans le service de M. Vulpian.

Elle est aveugle depuis l'âge de 10 ans, et en examinant ses yeux, on trouve une notable opacité des deux cornées.

Elle meurt le 18 janvier 1868.

Autopsie. — A la surface interne du frontal et dans presque toute la hauteur de cet os jusqu'aux fosses sus-orbitaires des deux côtés de la ligne médiane, et sur une largeur totale de 4 à 5 centimètres, on aperçoit une vascularisation très-remarquable siégeant sur les parties légèrement hypertrophiées. C'est un vrai travail d'ossification nouvelle, faisant une légère saillie au-dessus du niveau des parties saines.

A l'examen microscopique on reconnaît le caractère d'un os bien formé, avec de vastes canaux vasculaires.

Au même niveau, sur la face externe de la dure-mère, néo-membrane; à la surface interne, on trouve des néo-membranes peu épaisses, vasculaires, injectées par places.

Les bandelettes optiques sont moins larges qu'à l'état normal ; elles ont cependant un aspect normal. Les nerfs optiques ont aussi une coloration normale, quoique plus grêles.

En examinant la convexité du cerveau, on voit que la deuxième circonvolution frontale du côté gauche est le siége d'une lésion manifeste. Il y a une coloration jaunâtre et un affaissement du tissu. La substance grise de la circonvolution dans la moitié postérieure jusqu'au niveau de la circonvolution marginale antérieure, est diminuée de volume, mais elle n'est pas détruite, car sa forme se dessine encore bien.

La deuxième circonvolution de l'insula de Reil, à partir de l'extrémité antérieure, offre une altération de même apparence dans la partie qui rejoint la surface externe de la deuxième circonvolution frontale.

Une coupe faite dans le sens antéro-postérieur de la circonvolution altérée, montre que la substance grise seule est atteinte et détruite ; il en reste pourtant une légère couche dans le tiers postérieur de la circonvolution altérée.

Les diverses parties du ventricule latéral de ce côté n'offrent rien de particulier.

Aucune lésion analogue du côté droit.

Les tubercules quadrijumeaux paraissent tout à fait normaux.

Rien dans le quatrième ventricule, le cervelet, le bulbe et la protubérance.

L'examen microscopique des nerfs optiques démontre leur intégrité. (Thèse d'Hayem, sur les diverses formes d'encéphalite, page 105, année 1868.)

M. Luys a présenté en 1876, à la Société de biologie, l'observation suivante.

Obs. XI. — Une femme âgée de 66 ans, à la suite d'excès de couture, perdit six ans avant sa mort, successivement, l'œil droit et l'œil gauche en même temps que des douleurs très-vives se manifestaient dans la région frontale.

A l'autopsie, les nerfs optiques étaient notablement atrophiés ; le droit était grisâtre ; les tubercules quadrijumeaux, ainsi que les corps genouillés, étaient également atrophiés. Teinte grisâtre des couches optiques.

Les circonvolutions frontale et pariétale ascendantes, sauf quelques étranglements manifestes, surtout à la région supérieure de chaque pariétale, se présentaient dans leurs rapports habituels. Mais où M. Luys constata des particularités remarquables, ce fut dans les circonvolutions frontales. En effet, la première et la deuxième frontale, a environ deux centimètres au-dessus de leur émergence du lobe sus-orbitaire, présentaient des plaques ulcératives qui étaient constituées par un ramollissement très-notable de l'écorce en ces mêmes points. Elles étaient entourées d'un réseau vasculaire très-intense, avec adhérence de la pie-mère aux tissus sous-jacents.

M. Luys ajoute que c'est actuellement le troisième exemple qu'il rencontre de coïncidence de lésion frontale (ramolissement), avec altération de la vision.

Ces faits, conclut M. Luys, sont destinés à montrer le parti que l'on peut tirer de l'étude de la suppression fonctionnelle de telle ou telle catégorie d'impressions sensorielles, pour connaître quels sont les territoires de l'écorce qui peuvent consécutivement subir isolément la dégénérescence atrophique, et révéler ainsi leur signification physiologique. (Compte-rendu des séances de la Société de biologie 1876, fascicule 2, page 243).

Nous devons à l'extrême obligeance de M. Luys, la communication orale des deux observations suivantes :

Obs. XII. — *Lésion des fibres blanches convergentes antéro-latérales* — La nommée Justine, salle Saint-Sébastien (Salpêtrière), âgée de 65 ans, morte en 1874 ; était entrée dans le service de M. Luys, quelques jours avant l'attaque qui l'emporta, pour des accidents gastiques fébriles dont elle guérit rapidement. A ce moment on constata qu'elle n'avait aucune altération de la vue. Six jours après elle revint dans le service, atteinte d'une hémiplégie gauche. On constata des troubles moteurs localisés dans le bras et la jambe gauche, et de plus des troubles sensitifs caractérisés par un retard et un émoussement de la sensibilité.

Deux ou trois jours après son arrivée, cette malade ayant repris connaissance, on put constater la persistance des troubles de la sensibilité et en même temps des troubles spéciaux du côté de l'œil gauche. Cet œil était atône, sans aucune expression, ce qui contrastait avec l'œil du côté opposé qui était vif et brillant. Lorsqu'on présentait différents objets à la malade devant l'œil droit, elle les dénommait parfaitement ; lorsqu'on faisait la même opération devant l'œil gauche, elle ne pouvait nullement les reconnaître.

Elle succomba rapidement à une congestion cérébrale.

A l'autopsie, on trouva un foyer de ramollissement nettement circonscrit dans le corps strié extra-ventriculaire droit, avec dilacération d'une portion des fibres blanches qui constituent une partie de la capsule interne ; fibres blanches convergentes antérieures.

Obs. XLII. — La nommée X..., salle Saint-Jean, n° 12 (Salpêtrière), morte de tubercules à 70 ans, présentait une cécité unilatérale de l'œil gauche. Elle avait perdu cet œil à 22 ans d'une façon subite. L'œil n'était pas atrophié, présentait les caractères extérieurs habituels et rien n'indiquait à l'extérieur la cécité. Cette femme n'était pas paralysée, ni des membres, ni de la face.

A l'*autopsie* on trouva un foyer linéaire, ocreux, jaunâtre, d'environ 2 centimètres, ayant interrompu la continuité des fibres blanches de la capsule interne dans les régions antéro-latérales qui confinent au corps strié.

Les autres cerveaux qui font partie de la collection de M. Luys, présentent dans le même ordre d'idée, certaines modifications de l'écorce, qui sans avoir un caractère aussi tranché, offrent cependant certaines particuliarités à noter, et peuvent servir de matériaux à des recherches ultérieures.

Sur deux ou trois pièces, dans lesquelles il s'agit de sujets atteints de cécité unilatérale ou bilatérale ancienne, avec lésion concomitante des nerfs optiques et des ganglions intermédiaires, on constate certaines modifications survenues d'une façon insolite dans la disposition soit de la 1re, soit surtout de la 2e circonvolution frontale. Ainsi dans les trois cas que nous avons vus, la 2e circonvolution, au lieu de se présenter sous la forme d'une courbe légèrement flexueuse, présente au contraire des irrégularités, des sinuosités insolites qui lui donnent une physionomie à part, et sans vouloir attribuer à cette disposition une signification pathognomonique, nous croyons devoir appeler l'attention des observateurs, sur des cas analogues, afin d'affirmer ou d'infirmer les faits présents.

Nous avons cru intéressant de rapporter les faits qui précèdent plutôt en vue de bien établir la relation des troubles observés avec les altérations de l'écorce du cerveau, que dans le but de faire des localisations. Il n'existe pas encore d'observations assez nombreuses et assez nettes, pour permettre de préciser quelle région de la surface cérébrale est en relation plus spécialement avec tel ou tel ordre de phénomènes sensitifs.

De son côté la physiologie expérimentale est entrée dans la question, et pour ne parler que des traveaux les plus récents, nous trouvons dans l'ouvrage de M. Ferrier (*Les fonctions du cerveau;* traduction de M. de Varigny 1878,) une véritable distribution géographique des centres sensitifs sur l'écorce du cerveau. C'est ainsi que la sensibilité générale et tactile est localisée dans la région de l'hippocampe. Le centre de la vue serait situé au niveau du gyrus angulaire (pli courbe), partie qui chez le chien répond à la face latérale de la circonvolution moyenne externe ; celui de l'ouïe sur la circonvolution temporo-sphénoïdale du singe qui a son analogue chez le chien, dans la partie postérieure de la troisième circonvolution externe. Enfin l'odorat et le goût auraient pour centre l'extrémité antérieure du lobe temporo-sphénoïdal (le *sebiculum cornu ammonis* et son voisinage).

Nous croyons que la question peut tirer parti de nos expériences, ou plutôt de nouvelles expériences analogues aux nôtres; car les faits que nous avons exposés sont malheureusement trop peu nombreux, pour permettre d'en tirer des conclusions définitives. Voici brièvement les points principaux faits qu'elles nous paraissent comporter.

Les troubles de la sensibilité et des sens se sont manifestés ainsi qu'il résulte des observations I, IV, V, VII et XI, chaque fois que l'irritation inflammatoire a porté sur les parties situées immédiatement en arrière de la circonvolution sigmoïde, c'est-à-dire sur la partie moyenne de la face supérieure de la convexité des hémisphères cérébraux. En général, ces troubles ont été croisés, c'est-à-dire qu'ils se sont manifestés du côté opposé à la lésion et ont consisté en une hémianesthésie, tantôt complète, tantôt incomplète, et en diminution, ou perte de la vue et de l'ouïe également du côté opposé. Nous ne sommes pas aussi affirmatifs pour les sens de l'odorat et du goût, ces derniers n'ayant pas été étudiés avec la même attention que les précédents. Cependant, ils semblent bien avoir été altérés dans les obs, II et V. L'obs. II, bien que dans ce cas, la lésion ne portât pas sur la couche corticale, est loin d'être en désaccord avec les observations précédentes ; en effet dans ce cas la lésion avait détruit les faisceaux blancs qui sont situés entre cette région corticale moyenne ci-dessus indiquée, et la partie antérieure de la couche optique et le noyau intra-ventriculaire du corps strié. Cette observation a beaucoup d'analogie avec celles qui sont citées dans la thèse de M. Veyssier ; elle en diffère peut-être en ce que la lésion est située plus en avant et plus haut. On observe une hémianesthésie complète avec abolition des fonctions sensorielles, et elle peut se rapprocher des faits signalées par M. Charcot, d'hémianesthésie hystérique et organique de cause cérébrale.

Ces faits mettent en évidence les rapports des troubles de la sensibilité et des sens non-seulement avec les lésions de certaines parties de la substance blanche, mais encore avec certaines régions de l'écorce.

Ainsi qu'on peut s'en assurer encore par la lecture des

observations, c'est dans ces cas de troubles sensitifs et sensoriaux, que se sont manifestées les attaques épileptiformes les plus nombreuses et les plus violentes ; c'est là uen coïncidence intéressante à relever.

Souvent dans la paralysie générale les abolitions de la sensibilité et des sens, survenus subitement en même temps que les attaques apoplectiformes ou épileptiques, disparaissent au bout de peu de temps. De même dans l'observation V, nous avons un exemple de ces troubles passagers. Chez cet animal, après une attaque épileptiforme nous constatons une abolition unilaterale de la sensibilité, et de la vue ; ces troubles diminuent, disparaissent presque entièrement, ce n'est que près de deux jours plus tard, lorsque l'inflammation a remplacé la congestion, que ces troubles apparaissent de nouveau avec les convulsions et persistent depuis lors. — Il est probable que si l'irritation avait été moins grande, si comme dans d'autres expériences on eût laissé le nitrate d'argent très-peu de temps en contact avec la substance cérébrale, l'animal eut pu guérir et recouvrer entièrement sa sensibilité et l'usage de ses sens. Quoi qu'il en soit la ressemblance n'en est pas moins évidente entre les faits cliniques et les faits expérimentaux.

Pouvons-nous à l'aide de nos expériences déterminer d'une façon précise chez le chien, quelle région est plus spécialement en rapport avec tel ordre particulier des phénomènes sensitifs ? Non, mais de nouvelles expériences, expériences dans lesquelles la lésion serait très peu étendue (nous avons vu que ces lesions peuvent être limitées pour ainsi dire à volonté), pourront peut-être permettre de faire de semblables localisations. Dans nos faits, nous avons constaté presque toujours la disparition simultanée de la sensibilité générale et spéciale de la vue principalement, ce qui tendrait à faire croire que chez le chien, du moins, les fibres sensitives et sensorielles arriveraient à l'écorce dans des points assez voisins les uns des autres. Cependant ces points ont évidemment distincts, car les troubles des divers ordres de sensibilité ne marchaient pas de pair : ainsi, dans l'observation XI, la vue était déjà troublée qu'on ne découvrait aucun trouble de la sensibilité générale ; dans l'observation VII, les troubles auditifs étaient douteux, en tout caspeu marquées, que l'on observait une abolition com plète de la vue et de la sensibilité générale.

Si nos expériences concordent avec celles de M. Ferrier, qui place le « centre » de la vue au niveau du pl courbe, et celle de l'ouïe un peu plus en arrière, il en est différemment de la sensibilité générale, qui pour cet auteur aurait pour siége la région de l'hippocampe. Nous n'avons pas, il est vrai, déterminé d'inflammation dans cette partie, mais nous avons pu observer des pertes de la sensibilité manifestes lorsque l'irritation inflammatoire portait sur le tiers moyen de la face supérieure et latérale de la convexité du cerveau; lés observations II, V, VII et XI surtout, sont suffisamment explicites. Nous regrettons de n'avoir pas examiné les sens du goût et de l'odorat plus attentivement, mais de nouvelles expériences sont nécessaires à cet égard. Néanmoins, dans l'observation II, le sens de l'odorat paraît avoir été aboli, et dans plusieurs autres observations l'irritation mécanique de la narine, du côté opposé à la lésion n'a déterminé aucun mouvement réflexe, tandis que cette même irritation en déterminait du côté correspondant.

Nous notons enfin, comme trouble spéciale de la sensibilité, les mouvements bizarres qu'ont fait plusieurs de nos animauxl lorsqu'ils relevaient convulsivement les lèvres supérieures, comme le ferait un chien qui a mordu quelque substance de mauvais goût, pendant qu'avec leur patte antérieure introduite dans la gueule ils cherchaient à se débarrasser d'un corps étranger qu'ils auraient eu dans les lèvres ou la muqueuse du palais.

5° *Troubles de nutrition.*

Les lésions de la couche corticale des hémisphères paraissent avoir également des rapports avec des troubles de nutrition de nature variée.

Les altérations des lobes occipitaux n'ont donné lieu à aucun phénomène anormal à ce point de vue, pas plus qu'ils n'en ont donné au point de vue de la motilité et de la sensibilité. Nous avons observé avec le plus grand soin les animaux qui portaient ces lésions, et nous n'avons pu découvrir le moindre trouble soit digestif, soit respiratoire, soit circulatoire. On sait que M. Ferrier, à la suite de l'ablation de ces lobes, a observé chez les animaux ainsi opérés une répugnance pour les aliments solides. Loin d'observer ce fait chez les chiens à qui on avait déterminé de la meningo-encéphalite dans ces régions, nous les avons vus, pendant près d'un mois qu'ils ont vécu, se nourrir avec tout autant d'appétit qu'avant l'opération. — Une chienne, entre autres, qui était pleine, mangeait avec voracité tout ce qu'on lui donnait.

Chez les animaux qui font l'objet des observations III, IX et XII, chez lesquels il y avait une inflammation très-limitée au gyrus sigmoïde, on n'a pas observé davantage de trouble de nutrition appréciable. Ces chiens ont tous trois guéris, c'est-à-dire que les troubles observés d'abord ont disparu pour ne plus se manifester.

Mais chez les autres animaux mis en expériences, la lésion, moins nettement limitée et plus étendue que les précédentes, a porté sur les divisions frontales des circonvolutions externes, moyenne, et inférieure, pour se continuer sur la partie antérieure de la division postérieure des mêmes circonvolutions, et de la circonvolution externe supérieure.

Outre les troubles de la motilité et de la sensibilité, on a pu observer chez ces chiens des troubles nutritifs variés : amaigrissement très-marqué et très-rapide, bien que la plupart des animaux aient continué, malgré les accidents, à manger même très-gloutonnement ; de la conjonctivite, de la kératite des deux côtés il est vrai, mais plus marquées du côté opposé à la lésion. Dans l'observation V, un abcès profond s'est développé dans le membre antérieur droit, c'est-à-dire du côté opposé à la lésion cérébrale, et une ulcération de la cornée assez profonde existait à l'œil gauche (dans l'obs. VII), tandis que l'œil droit, c'est-à-dire l'œil du côté correspondant à la lésion cérébrale, était relativement sain.

La température centrale, prise régulièrement chez tous les animaux, s'est élevée généralement au moment des phénomènes d'excitation les plus violents ; mais quelquefois aussi on a observé l'abaissement de la température, même au milieu des convulsions.

Cet abaissement de la température a été très-marqué dans les jours qui ont précédé la mort des animaux.

La température des pattes a été prise chez ces animaux avec le plus grand soin, dans le but de vérifier les expériences de MM. Eulemburg et Landois. Ces auteurs concluent de leurs recherches « que la destruction de certaines régions corticales antérieures du cerveau est suivie d'une augmentation de température très-considérable dans les extrémités contra-latérales (du côté opposé). » Ils ont constaté, de plus, une influence inverse de l'excitation de ces mêmes régions corticales. La différence de température entre les pattes du côté opposé et celles du côté correspondant à la lésion serait assez marquée (5° à 7° centigrades), et cette différence pourrait se maintenir assez longtemps après l'opération. MM. Eulemburg et Landois expliquent ces résultats en admettant l'existence « d'appareils vaso-moteurs, situés dans la région en question de la surface des hémisphères, et qui sont probablement en connexion directe ou indirecte avec les fibres vaso-motrices contenues dans le pédoncule du cerveau. Peut-être, ajoutent-ils, ces appareils sont-ils destinés à la transmission des influences mentales sur certaines régions vaso-motrices, etc., » (Compte-rendu de l'Académie des sciences, 6 mars 1876.)

Bien que nous ayons pris les plus grandes précautions pour nous mettre toujours dans les mêmes conditions d'expérience lorsque nous avons pris la température des pattes de nos chiens, nous sommes arrivés, ainsi qu'on peut s'en assurer par la lecture des observations, à des résultats les plus contradictoires. Il suffit que l'animal fasse quelques mouvements de plus avec une patte qu'avec l'autre pour que la température s'élève dans cette patte. Suivant que le chien s'est couché plutôt d'un côté que de l'autre, ses pattes présentent des différences de température très-marquées. Cependant, en prenant l'ensemble des résultats, on constate qu'il y a eu une légère augmentation de la température dans les pattes, du côté opposé à la lésion, mais cela aussi bien lorsque cette lésion porte sur d'autres parties que la circonvolution sigmoïde. De plus, si cette différence existe, nous n'avons pas remarqué que les résultats varient suivant le genre de troubles observés : paralysies ou phénomènes d'excitation, que l'augmentation de la température réponde plutôt aux troubles paralytiques, que l'abaissement, au contraire, soit en rapport avec les convulsions.

CONCLUSIONS.

En résumé, de ce travail, on peut tirer les conclusion suivantes :

De la partie clinique.

1° On observe, dans la paralysie générale, des symptômes qui ont des rapports certains avec les altérations de l'écore du cerveau, contatées dans cette affection : attaques apoplectiformes, épileptiformes, paralysies diverses du mouvement et de la sensibilité, etc.

2° Ces symptômes, qui viennent se surajouter à la marche progressive de la maladie, peuvent être différents, suivant le siége des lésions qui leur correspondent, et la question des localisations dans le système cortical des hémisphères peut tirer parti de ces faits.

3° Les troubles permanents progressifs ne peuvent servir à cette étude, vu la diffusion et la multiplicité des lésions qui les expliquent.

De la partie expérimentale.

1° A l'aide du procédé indiqué plus haut, on peut produire à volonté sur le chien des foyers de méningo-encéphalite dans tel ou tel point de la périphérie de l'encéphale.

2° La cautérisation avec le nitrate d'argent ne détermine immédiatement aucun phénomène ; les troubles divers qui ont été constatés surviennent quelques jours après l'opération et sont, par conséquent, le résultat de l'irritation inflammatoire consécutive, déterminée par le sel d'argent.

3° Les lésions que l'on observe ont la plus grande ressemblance avec les altérations observées en clinique : congestion, ramollissement inflammatoire, hémorrhagies capillaires, pseudo-membranes, opacité, adhérence des méninges, etc... Les symptômes qui résultent de ces lésions expérimentales ont la plus grande analogie avec les troubles pathologiques constatés chez l'homme : convulsions, paralysies de la motilité, de la sensibilité, troubles intellectuels, etc.

4° L'irritation inflammatoire expérimentale, produite par le nitrate d'argent, détermine des symptômes différents, suivant les régions de la convexité du cerveau qui sont atteintes. Ce fait confirme la localisation des lésions cérébrales, indiquée par la clinique dans diverses affections.

5° Lorsque cette inflammation porte sur le tiers postérieur des lobes cérébraux, elle ne semble produire aucun trouble, soit de la sensibilité, soit de la motilité, soit de l'intelligence, soit des différentes fonctions de l'économie, telles que digestion, respiration, circulation, etc.

6° Lorsque les deux tiers antérieurs de l'écorce grise des hémisphères sont atteints, on constate des troubles variés : désordres intellectuels, troubles ataxiques, accidents convulsifs, attaques épileptiformes, troubles choréiformes, paralysies, anesthésies locales, perte ou affaiblissement de la vue, de l'ouïe, troubles de nutrition, etc.

7° Les troubles intellectuels consistent dans un état d'abattement, d'apathie de l'animal, ou bien dans des manifestations et impulsions délirantes. Ils semblent coïncider avec une lésion du tiers antérieur de l'écorce grise de la convexité des hémisphères cérébraux. Ils ont alterné avec des troubles moteurs variés.

8° Les paralysies, les phénomènes convulsifs, les attaques épileptiformes, les troubles ataxiques, choréiformes, les troubles de la sensibilité et des appareils sensoriaux ont lieu du côté opposé à la lésion cérébrale, ou sont au moins beaucoup plus marqués de ce côté.

9° Les troubles de la sensibilité et des sens ont été observés lorsque la lésion portait dans les parties situées en arrière de la circonvolution du gyrus, c'est-à-dire sur le tiers moyen de la face supérieure et latérale de la convexité du cerveau.

10° Les troubles moteurs des membres ont paru plus spécialement en rapport avec la lésion du gyrus sigmoïde ; les troubles moteurs de la face, avec l'altération de la partie antérieure des circonvolutions externes moyenne et inférieure.

11° Les mouvements de manége et ceux de la rotation de la tête se font dans la direction de la lésion en général, mais pas exclusivement ; il en est de même des mouvements désignés sous le nom de « rotation en rayon de roue ; » le plus souvent l'animal regarde du côté lésé.

12° La pupille est presque toujours rétrécie du côté opposé à la lésion, quelquefois elle l'est des deux côtés.

13° Des troubles de nutrition variés peuvent s'observer : amaigrissement rapide et considérable, abaissement de la température centrale, conjonctivite, kératite, etc.; plusieurs fois ces derniers troubles ont été trouvés plus marqués du côté opposé. Une fois l'ulcération de la cornée et un abcès ont été constatés du côté opposé.

14° La température des extrémités du côté opposé paraît subir un léger degré d'augmentation, quels que soient les troubles observés de ce côté, paralysies ou phénomènes d'excitation, et quel que soit le siége de la lésion.

15° Tous ces phénomènes produits expérimentalement peuvent servir à l'interprétation physiologique des symptômes analogues observés en clinique.

F. I. F. II.

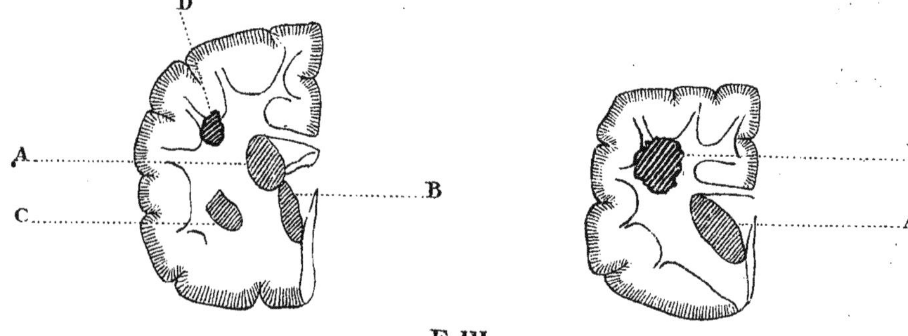

F. III.

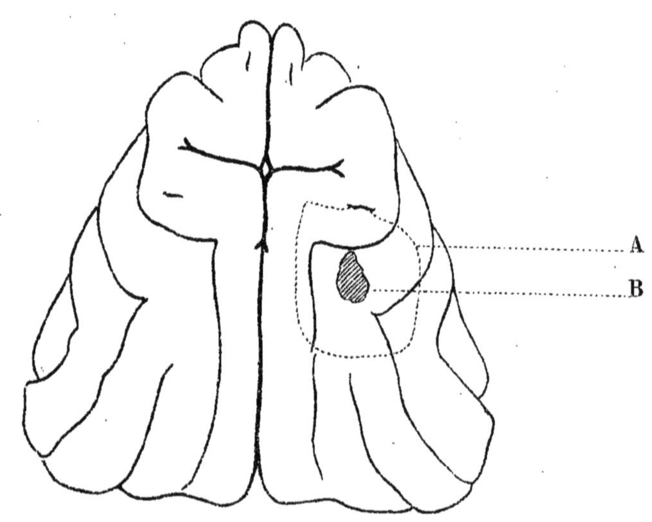

F. IV.

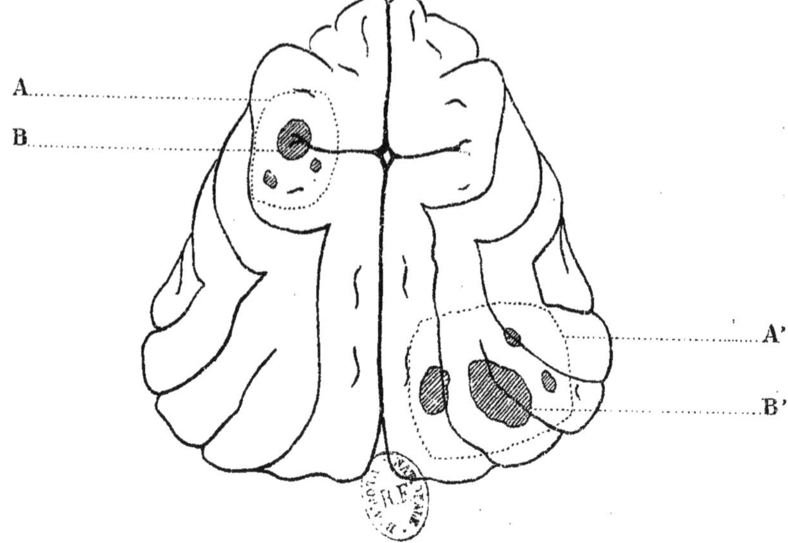

EXPLICATION DE LA PLANCHE

FIGURE 1 (obs. II). — Coupe verticale et transversale de l'hémisphère gauche d'un chien, faite à 6 millimètres en arrière de la circonvolution sigmoïde, fragment antérieur de cette coupe.

A. Noyau intra-ventriculaire du corps strié.
B. Partie antérieure de la couche optique.
C. Noyau extra-ventriculaire du corps strié.
D. Partie postérieure de la lésion.

FIG. 2 (obs. II). — Coupe verticale et transversale du même hémisphère faite à 4 millimètres en avant de la précédente.

A. Noyau intra-ventriculaire du corps strié.
B. Coupe médiane de la cavité de l'abcès.

FIG. 3 (obs. VII). — Face supérieure des hémisphères cérébraux d'un chien.

A. Limites de la lésion.
B. Adhérence des méninges et exulcération produite sur la surface corticale par l'arrachement de ces méninges.

FIG. 4 (obs. IX et X).

A (obs. IX). Limites de la lésion.
B. Opacités des méninges et adhérences de ces membranes à la couche corticale. Exulcération produite par leur arrachement.
A' (obs. X). Limites de la lésion.
B' Opacités et adhérences des méninges. Exulcération profonde produite par l'arrachement des membranes.

TABLE DES MATIÈRES.

Paris. — Typ. A. Parent, rue Monsieur-le-Prince, 29-31.

NOUVELLES PUBLICATIONS DE LA LIBRAIRIE V. ADRIEN

Paris. — A. PARENT, imprimeur de la Faculté de Médecine, rue M.-le-Prince, 29-31.

www.ingramcontent.com/pod-product-compliance
Ingram Content Group UK Ltd.
Pitfield, Milton Keynes, MK11 3LW, UK
UKHW020317250726
13967UKWH00004B/1768